慈禧御用

回春養生

治百病的真珠粉

中·醫·世·家·真·傳·秘·方

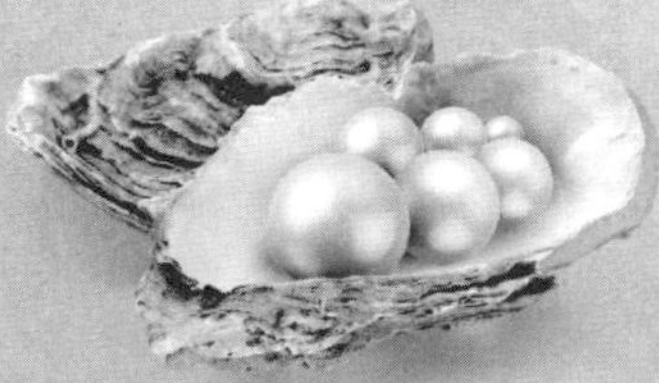

劉敬閣、杭群——著

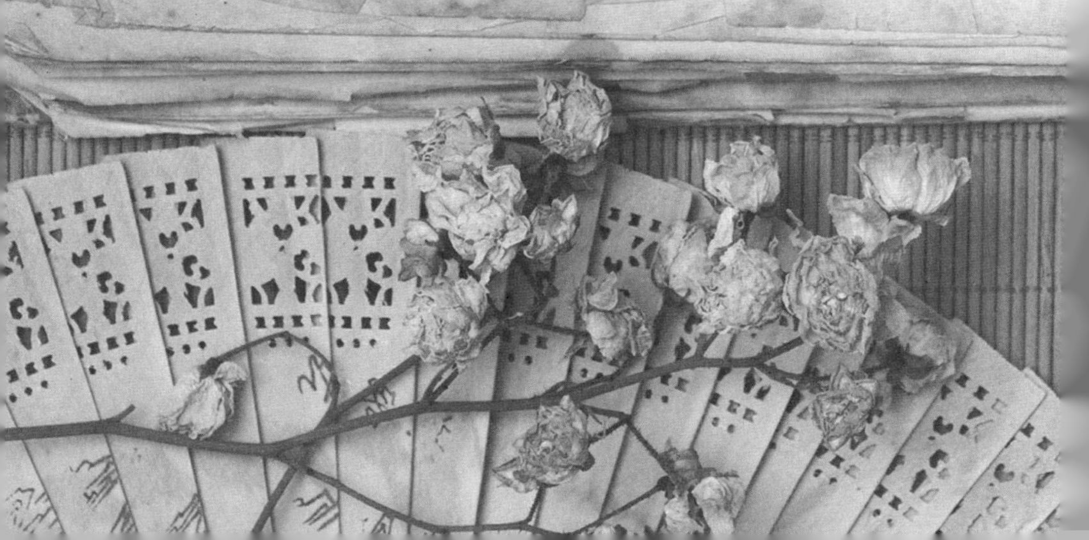

本書原名為《天然治病保健聖品——真珠粉的療效》

現易名為《慈禧御用　回春・養生・治百病的真珠粉——中醫世家真傳秘方》

Content

第2章　真珠的有效成分及藥理作用

第3章　真珠自古就用於美容和治療婦女病

第4章 現代研究揭示出真珠粉的多元療效

第5章 學生家長須知

第6章 真珠粉是中老年人養生長壽的理想保健中藥

第7章 臨床醫師也用真珠粉

第8章　常見真珠製品的種類及用法

附錄　古代真珠治療選方……239

前言

說起真珠，國人都很熟悉。在中國，使用真珠的歷史已有數千年之久。然而，作為研究中藥多年的中藥師和中西醫結合醫師，我們對真珠的理解與一般民眾則有所不同。在我們的眼裡，真珠不僅是一種美麗的珠寶、用於裝扮的首飾、或是可供人們收藏與保值用，更重要的是，真珠是一種具有廣泛、神奇療效的天然藥物！

真珠自古就被中醫用來治病救人，其療效在中國歷代典籍中皆有記載。在古代，尚未發明人工養殖真珠的技術，所以真珠的產量極少，只能供一些達官貴人使用。而且，主要是將真珠磨成粉後讓一些貴婦人用於美容養顏上。事實上，真珠的療效遠不只有養顏美容、白嫩肌膚。在發明了真珠的人工養殖技術之後，現代醫學根據中醫典籍的記載，對真珠的藥用價值進行了廣泛而深入地研究，結果證實：它可以促進青少年的成長發育；可以防止衰老、延長壽命；可以治療老年人常見的骨質疏鬆、耳聾耳鳴、白內障等，提高老年人的生活品質；可以預防和治療心血管疾病、胃及十二指腸潰瘍、糖尿病等現代社會常見的「文明病」；可以解除困擾人們的失眠、慢性疲勞綜合症；當然，還有真珠的傳統療效——白嫩肌膚。

尤為可貴的是，真珠所有的這些療效，都沒有副作用，這一點在崇尚自然、回歸自然的現代社會，是不可多得的。作為研究中藥的學者和醫師，筆者深感有必要向廣大讀者朋友介紹這一神奇的天然保健良藥，如能藉此而解除您的煩惱，則編著本書的目的就算達到了。

需要指出的是，本書的內容不僅取材於我們在臨床上運用真珠的經驗，而且參閱了歷代中醫的典籍和大陸權威醫學機構對真珠進行研究的近五百篇科研論文。在此，也向廣大從事真珠療效研究的學者、專家、藥師、醫師們表示謝意和敬意。

序　章

——慈禧美容話真珠

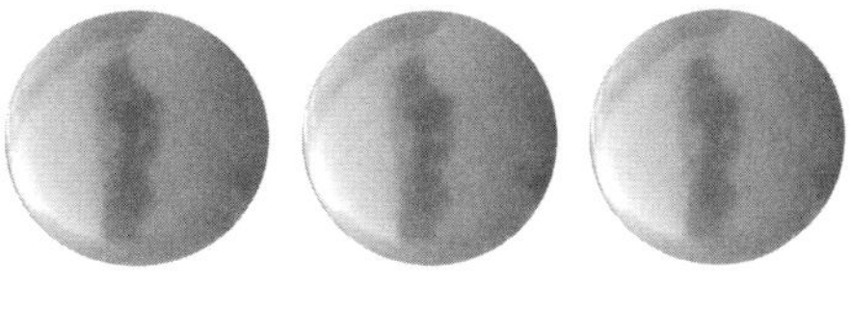

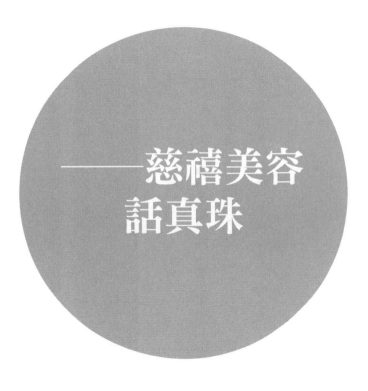

慈禧老年時，肌膚仍宛若少女

慈禧是清朝的皇太后，大家都知道她是一個禍國殃民的女人，中國近代歷史上的衰落，慈禧負有不可推卸的責任。然而，公平地說，慈禧也是一位傑出的政治家，她的政治手腕十分高明，智謀超群，正因如此，她才能夠爬上權力的頂峰，統治中國數十年。由於慈禧日理萬機，要應付各式各樣的政治鬥爭和國家大事，因此，沒有旺盛的精力是不行的，所以，慈禧平常就十分重視身體的保健。

令人十分驚訝的是，在經歷了數不清的政治風波、紛煩不盡的事件困擾下，慈禧竟然能夠得以長壽，看來，慈禧在養生保健上，確有一些心得。據容齡公主所寫的《御香縹緲錄》中說，慈禧到老年時，肌膚仍然白嫩光滑如少女，其原文是：「五、六十歲時，肌膚仍宛若處子」。

慈禧的美容秘訣

現代學者對清宮的醫案進行了深入的研究，終於找到了慈禧養生美容的秘訣。原來，慈禧長年服食真珠粉，因而獲得了充沛的精力和美容的效果。

在慈禧服食真珠粉的幾十年間，她經過不斷地摸索與總結，終於找到了使用真珠粉養生美容的正確方法。慈禧認為，服用真珠粉有三個原則——定時、定量、長期服用。如果僅僅是一次服用大量的真珠粉，而不持之以恆，是沒有什麼益處的。她的方法是每天晚上臨睡前服用一銀匙的真珠粉。由於慈禧服用真珠粉獲得了良好的效果，因此她在清宮內特別設立了專門研究真珠藥用價值的機構，由精於醫道的太監主持，並有專門研製真珠粉的御醫。慈禧死後，她的陪葬品中就有三萬餘顆真珠，全都是小粒晶瑩圓潤的上等品，大概是慈禧希望能在死後依然維持姿容俏麗、光彩照人，由此也可見慈禧對真珠療效的信賴。

慈禧雖然死了，但她留下了服用真珠粉的方法，那麼，她的方法是不是真的有用呢？從現代醫學的觀點來看，慈禧服用真珠粉的方法是十分科學的，這是因為人體對真珠粉的吸收部位在胃腸道，而胃腸道的吸收能力是有一定限度的，如果一次服用過多的真珠粉而超出了胃腸道的吸收能力，那麼，超出的部分就白白浪費了；另一方面，胃腸道吸收了真珠粉的有效成分後，會將其送入血液，在達到一定的濃度後，便可以產生廣泛的療效，並維持一段時間。最後，血液中的有效濃度會逐漸降低，當低於一定限度時，就無法產生效果了，這時，如想繼續保持療效就必須再次服用。可見，正確服用真珠粉的方法，正是慈禧經過多年經驗所總結出來的定時、定量、長期服用三原則。

關於每個人應多久服一次？一次用多少真珠粉的問題，則要根據真珠粉的種類及服用目的而定。如果是服用經過粗加工的真珠粉，需要量就多一些；如果是服用經過特殊處理的水解真珠粉，量就少一些；如果是以美容養生為目的，可以長期持續每天少量服用；如果是用來治病，可以多服用一些，間隔的時間也短一些。一般來說，一次服用真珠粉的劑量為一～二克，時間可以是一日三次或兩、三日一次。總之，最合適的方法還是要由自己在服用過程中摸索和總結。

真珠粉的療效不僅是美容

在大部分人的觀念中，真珠粉是一種美容中藥，這種認識是較為局限的。真珠粉之所以被視為專門的美容中藥，雖然一方面是由於真珠粉的美容效果很好，但另一方面，人們會有這樣的想法主要還是因為歷史上的原因。在還沒有發明真珠的人工養殖技術前，真珠的價格十分昂貴，尋常百姓根本無從接觸。能享受真珠藥用價值的，僅限於一些王公貴族、達官闊婦而已，尤其是後者，主要就是用真珠粉來美容、護膚。她們在使用真珠粉後，發現確實有白嫩肌膚、消除皺紋、消除黃褐斑等美容效果，於是，真珠粉可以美容的名聲便遠揚起來，至於真珠粉有沒有其他療效，她們並不在意，而一般的老百姓甚至連真珠為何物都沒見過，遑論真珠粉的其他效果了。由於這兩方面的原因，才造成了真珠粉僅僅是美容藥的誤解。

事實上，無論是古代中醫典籍的記載，還是現代醫學研究的結果，都證實了真珠具有廣泛而確鑿的療效。概括真珠的療效，包括有：皮膚病、失眠、冠心病、動脈硬化、婦女病、病毒性肝炎、性功能障礙、燒燙傷、老年白內障、耳鳴耳聾以及促進青少年智力與身體發育等等。而且，真珠粉還可以提高人體免疫力，延緩衰老。

鑑於真珠廣泛而神奇的療效，加上今日的人工養殖技術已使真珠可以走入尋常百姓的家庭，所以，確實有必要為廣大民眾，就真珠的療效作一全方位的推薦，以便破除真珠粉僅能美容的傳言，使真珠在更廣泛的範圍內，造福於人群。

閱讀本書之後，您將瞭解到真珠所具有的各種療效，和產生這些療效的機理何在，以及如何正確地使用真珠粉及其他真珠製品，達到創造美好、健康人生的目的。

第 1 章

真珠是一種什麼樣的中藥？

知道真珠是中藥的人很多，而且大部分人都知道真珠具有美容的作用，但真正對真珠藥用價值具有深入瞭解的人並不多。事實上，作為一種中藥，真珠除了廣為人知的美容效果外，還有更加廣泛的療效。它不僅是可以從藥店中購買的保健品，而且是目前臨床醫師用以治病救人的常用藥物。透過本章的閱讀，您將對真珠有一個較為全面的認識。

中醫典籍《本草綱目》中有記載

雖然民間大眾誤以為真珠僅僅是一種美容中藥或是用於裝飾的珠寶，但中醫學早就發現了真珠的廣泛藥效。在歷代的中藥書籍中，都有對真珠療效的記載，但對真珠療效敘述最為完備的，當數明朝李時珍所著的《本草綱目》，書中這樣寫道：「真珠，主治：鎮心；點目去膚翳障膜；塗面令人好顏色；塗手足去皮膚逆臚；綿裹塞耳主聾；磨翳墜痰；除面鼾；止瀉；合知母療煩熱消渴；合左纏根治小兒麩豆瘡入眼；除小兒驚熱；安魂魄；止遺精白濁，解痘疔毒；主難產下死胎胞衣。」

由這段文字可以看出，真珠除了「令人好顏色」（即現代所說的美容）外，尚有許多其他療效。《本草綱目》是李時珍對前人經驗的總結，他所記載的內容，都是經過他在臨床上驗證後才收錄的，因此，《本草綱目》具有其他書籍所不能比擬的權威性與真實性，正因如此，這本中醫古籍在全世界都享有盛譽，而被稱為「東方醫學鉅著」、「中華植物鉅典」。現代醫學機構對真珠藥理作用的種種研究，也是以這本書的記載為基本架構的。

真珠曾是貴族才可享用的珍品

物以稀為貴，自古以來，真珠就因為產量少、採收困難而成為只有少數有錢貴族階層才能享用的奢侈品。

真珠是由雙貝科動物（如河蚌、海蚌等）受到砂粒等刺激後，由一部分細胞產生分泌物，將砂粒包裹起來後，經過天長日久而形成的。其形成過程之緩慢，簡直可以說是自然界生命的精華也不誇張！

真珠的珍貴不僅在於它的形成過程緩慢，在古代，由於技術上的原因，採摘真珠的方法落後，採珠人往往要冒著生命危險才能採收到少量的真珠。關於這一點，在《本草綱目》中亦有較為生動的描述：「人每以長繩繫腰，攜籃入水，拾蚌入籃即振繩，令舟急取之。若有一線之血浮水，則葬魚腹矣。」由此可見，採珠工作是十分危險而又辛苦的，這也是真珠之所以名貴的重要原因之一。

真珠形成緩慢，產量極少，兼之以採收困難，所以，長久以來只能為富人所享用，這種狀況直到現代真珠人工養殖技術發明之後，才得以改善，同時也因此揭開了真珠藥用價值的新篇章。

現代的真珠養殖，使一般大眾也可享用到真珠

真珠的療效即使再好、再廣，如果僅僅只能供少數富人享用，那麼，它也不能稱得上是一味好藥，而我們今天也就沒有必要在此專門介紹真珠的療效了。這就如同大家都知道虎骨是一種名貴的中藥，有極好的強筋壯骨、祛除風濕的療效，但由於世界

上的老虎瀕臨絕種，虎骨已被列入管制，如此一來，我們還能說虎骨是一味好藥嗎？因為虎骨再好，也沒有辦法買到了。

真珠得以成為一般民眾皆可享用的良藥，完全是現代真珠養殖技術發展的功勞，換句話說，正是現代養殖技術的進步，才使得真珠這一神奇的藥物能夠重見天日。為了讓大家易於瞭解，筆者向讀者朋友們簡單介紹一下真珠人工養殖的方法。

真珠養殖可以分成兩類，一類是淡水真珠的養殖，一類是海水真珠的養殖。

淡水真珠的養殖，最早由日本滋賀縣的琵琶灣水庫研究成功，現在有些地方會把淡水人工養殖的真珠稱為琵琶珠，就是這個原因。其養殖方法是把一個小微粒（如砂石之類）套上一層膜，放置於河蚌的貝殼中，套有外膜的小微粒會刺激河蚌產生分泌物，日積月累後就會形成真珠，而這時間一般需要三年左右，其所形成的真珠直徑一般多大於三公釐。淡水養殖的真珠約有百分之十用作裝飾品，其餘百分之九十則供製藥用。另外，淡水真珠的養殖條件要求不高，所以，現今世界各地都有淡水真珠的養殖。

海水真珠的養殖與淡水真珠的養殖不同，其條件要求十分苛刻，像颱風、洪水、寒潮等天災，都會造成巨大的損失。例如，十一級以上的颱風就可以把海蚌全部刮走，或是將海底的泥砂翻起而埋沒海蚌；寒潮到來時，若水溫持續三天低於攝氏十度，成批的海蚌就會被凍死。所以，海水真珠養殖的最佳位置，是在亞熱帶沿海地區的避風港內，像中國的廣東、廣西、福建以及台灣等地區，就比較適合海水真珠的養殖。

海水真珠養殖的原理與淡水真珠養殖的原理差不多，也是需要通過刺激使海蚌產生分泌物而形成海水真珠。一般是要經過五個階段，即：育苗、養貝、植核、育珠、收穫。鑑於海水養殖技術的好壞會直接影響到真珠的產量，許多最新技術都是保密的，限於本書的篇幅，關於真珠養殖的具體過程，就不再多作介紹，對此有興趣的讀者可以參閱一些專門介紹真珠養殖的書籍。

由於真珠人工養殖技術的發展，使得真珠不再只是貴族才可享用的珍品，但從以上的介紹中可以發現，養殖條件是有一定要求的，而且，真珠形成的過程是需要以年來計算的，所以，相對於其他一些中藥來說，價格仍然偏貴。相信隨著科學的進步，將來真珠的價格應該可以慢慢地降下來。

真珠有海水珠與淡水珠之分，而且各個國家都有生產，因此，真珠的品質也有不同。在真珠業界，素有「西珠不如東珠，東珠不如南珠」之說。西珠狹義是指義大利所產的真珠，廣義則是指歐美所產的真珠；東珠是指日本真珠；南珠則是指中國的廣東、廣西、海南、福建，以及台灣所產的真珠。中國、台灣所產的南珠，其品質居世界海水真珠之冠。南珠質地細膩、凝重、結實、色澤晶瑩、閃爍著柔美的虹光，而且，其藥用價值也最高。

真珠常常被加工成真珠粉

真珠從貝殼中被採摘出來以後，還必須經過一定的加工處理，才能作為藥用，供人服食。通常，真珠先是被加工為真珠粉，其目的在於使真珠中的有效成分更容易被人體吸收。試想，真珠若不經加工處理而直接服食入胃，人體胃腸道是很難將真珠溶化吸收的。

在中國，由於真珠粉自古就作為一種名貴的中藥使用，所以，古人早就發現，只有把真珠研磨成極細的粉末，才能使其發揮最好的療效。最早記載真珠加工方法的，是南北朝時的《雷公炮炙論》，其中提到了要把真珠研碎後方可服用。只不過，那時的加工方法十分簡陋，所以製造出來的真珠粉也比較粗。後來，歷代中醫師、中藥師都對真珠的加工方法進行了研究，僅在清朝，就有十九本中藥著作記載了真珠加工的方法。

將真珠加工為真珠粉的目的，除了有利於胃腸道對其有效成分的吸收之外，還可以減少服用真珠時所可能會出現的意外。因為古代加工方法多由手工操作，製成的真珠粉末尚不夠細，所以有時會因為真珠細粒上的稜角而傷及人的腸胃。如清朝《本草末真》上就說：「真珠，質最堅硬，研如飛麵方堪服食，否則傷人臟腑」。意思就是說，真珠必須研磨的像麵粉一樣細才可服用，否則就有可能會發生意外，損傷人的臟腑。

到了現代社會，機械化的生產使真珠粉變得比麵粉還要細，所以已不可能發生像古代那種傷人臟腑的情況了。不僅如此，現代科學還揭示出，即使真珠被加工成極細的粉末，人體對真珠粉有效成分的吸收也是有限的，這是因為真珠中的很多有效成分不溶於水，所以在一般情況下被胃腸道分解、吸收的機會很小。為此，科學工作者們根據古代文獻所提供的線索，發明了水解真珠的方法，進而出現了「水解真珠粉」這一現代社會才得以享用的真珠製品。

科研人員發現，歷代中藥著作在記述真珠的加工方法時，不僅談到了如何研磨真珠，而且，在研磨真珠之前，要把真珠與豆腐同煮，或是先浸在醋中，然後再研磨成真珠粉。進一步的研究則指出，古人處理真珠的方式是符合現代科學的。因為經過與豆腐同煮和用醋浸泡之後，真珠不僅容易被研碎，而且，真珠中的有效成分在醋浸之後，更容易被人體吸收。在這一發現的基礎上，現代發明了水解真珠的方法。

簡單地說，水解真珠是先把真珠研磨成極細的粉末，然後在其中加入可以食用的酸性溶液。在酸性溶液的作用下，真珠中的有效成分會被溶解出來，然後再把酸性物質從溶液中除去，剩下的就全部是真珠的有效成分了。這時，再透過乾燥技術使其變成粉末，而這個粉末就是「水解真珠粉」。

水解真珠粉能夠溶解於水，所以更容易被人體吸收，因此能夠最大限度地發揮其藥用價值，以減少浪費。

總之，真珠加工成真珠粉是真珠藥用價值得以實現的必備步驟，藥店中出售的真珠製品也主要是以真珠粉和水解真珠粉為主。近年來，根據真珠藥用目的的不同，又出現了多種類型的真珠粉製品，有關於這方面的內容，本書將在第8章中詳加介紹。

真珠具有廣泛而神奇的療效

真珠具有廣泛而神奇的療效不是今天才被發現的，除了《本草綱目》的記載外，從唐朝開始，在歷代中醫藥的典籍中，都記述了真珠的廣泛效果，只是在過去因為真珠的價格昂貴，非一般民眾所能消費，所以，雖知真珠療效神奇，但民眾也無力購買，因而造成真珠的藥用價值一直無法普及。但現在的情況已經不同，真珠已可人工養殖，一般民眾都可以負擔得起服用真珠粉的費用。因此，利用真珠粉治病、養生、保健以及美容的人，也就越來越多。在這種情況下，現代醫學科研機構根據古代文獻所提供的線索，對真珠的療效進行了全方位的研究，揭示出真珠確實具有古書中所記載的諸多療效，而且還發現了真珠之所以能夠產生這些療效的機理。

第 2 章

真珠的有效成分及藥理作用

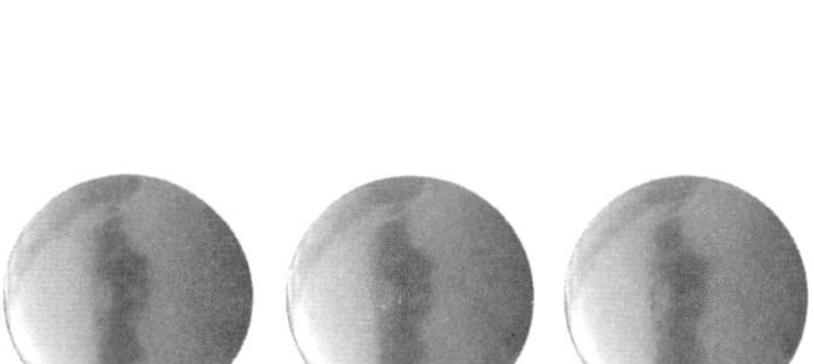

真珠屬於有機寶石，它與其它寶石的不同之處在於，真珠是一種具有廣泛療效的中藥，而產生這些療效的原因，就在於真珠中的有效成分。大體而言，真珠的有效成分包括：多種人體必需胺基酸、種類齊全的人體必需微量元素，以及對人體健康有極大影響的鈣。當人體服食真珠粉後，胃腸道會將這些有效成分吸收進血液，並經由血液循環而把這些成分帶到身體的各個器官和組織，從而產生療效。

真珠中含有大量的胺基酸

✿①胺基酸是人類生命的保證

構成生命的基本物質可分為三類，即蛋白質、脂肪與碳水化合物；而蛋白質則被視為地球上生命誕生的標誌。這三類物質既是組成人體的主要成分，又是生命得以存續的保證，所以在人的生命活動中，需要不斷地供給。一般來說，這三類物質都可由日常飲食中獲得。

在這三類生命物質中，又以蛋白質的功能最為重要。蛋白質是由胺基酸所組成的，具有一定構造的高分子化合物。人體內含有各式各樣的蛋白質，像一般人所熟悉的酶、激素（荷爾蒙）、抗體、受體、血紅蛋白等，都屬於蛋白質。各種蛋白質都具有一定的生物學功能，例如，酶能在細胞內催化各種新陳代謝反應；激素能調節人體內的物質代謝以及傳遞信息；紅血球中的血紅蛋白是載運氧氣和二氧化碳的重要工具。總之，各種生命活動主要是透過蛋白質來表現的，可以毫不誇張地說，沒有蛋白質就沒有生命。

雖然蛋白質的種類成千上萬，但組成蛋白質的胺基酸卻只有二十種，這二十種胺基酸是人體合成蛋白質所必需的，因此在醫學上把這二十種胺基酸稱為人體必需胺基酸。一旦人體缺少其中的一種或幾種，就會生病。舉例來說，人體的生長發育需要一種名為「生長激素」的物質，它是一種蛋白質，其組成成分中，含有賴胺酸，如果缺少了這種胺基酸，就不能合成生長激素，人體也就無法生長發育。同樣道理，人類的許多疾病都是由於缺乏胺基酸所造成的。

人體的必需胺基酸來自於哪裡呢？一些是源於飲食中的蛋白質，當人進食蛋白質之後，胃腸道會將蛋白質進行消化吸收，分解成為各種胺基酸；還有一些胺基酸則是由身體內部合成的。人類由於缺乏胺基酸而導致的疾病，主要都是缺乏由體外攝入的那一部分。

✿②真珠所含的胺基酸是其產生療效的原因之一

在總共二十種人體所需的胺基酸中，真珠含有十八種，此外，還含有一種非蛋白質胺基酸——牛磺酸。

據大陸有關機構對真珠的測定，其所含胺基酸的名稱、含量及療效，如下頁表格。

必須指出的是，此表格中所列出的各種胺基酸的療效，只是單獨作為胺基酸時的效果。這些胺基酸進入人體後，就會產生複雜的生物化學反應，構造出各式各樣的蛋白質。由於蛋白質的功能十分廣泛且重要，所以，真珠粉能有廣泛療效的原因，既是因為單個胺基酸的作用，又有胺基酸合成蛋白質以後的作用，而後者是更為重要的。

真珠中還含有一種非蛋白質胺基酸——牛磺酸，以前我們對它所知不多，但近年

所含胺基酸的種類	各種胺基酸的含量（g/100h 真珠粉）				療效
	樣品一	樣品二	樣品三	樣品四	
門冬胺酸(ASP)	0.2566	0.2561	0.2665	0.2015	肝炎、肝硬化、肝昏迷
蘇胺酸(THR)	0.0397	0.0287	0.0459	0.0412	多種酶類的構成成分
絲胺酸(SER)	0.1843	0.1662	0.1160	0.1519	增強機體免疫功能
谷胺酸(GLU)	0.1015	0.1035	0.1055	0.1057	耳鳴、耳聾、中耳炎、過敏性皮炎、鼻炎、失眠
甘胺酸(GLY)	0.4864	0.4827	0.5067	0.3563	美容、促進皮膚膠元細胞再生
丙胺酸(ALA)	0.4088	0.3894	0.4155	0.3842	血管疾病
半胱胺酸(CYS)	0.4243	0.4437	0.4286	0.4842	與免疫功能有關
纈胺酸(VAL)	0.0983	0.0947	0.0670	0.1080	內分泌疾病、抗衰老
甲硫胺酸(MET)	0.0000	0.0000	0.0000	0.0923	增強皮膚彈性
異亮胺酸(ILE)	0.1133	0.1208	0.1144	0.0664	與毛髮的生長有關
亮胺酸(LEU)	0.1631	0.1679	0.1646	0.1246	促進生長發育、促進胃液分泌
酪胺酸(TYR)	0.0476	0.0488	0.0404	0.0742	甲狀腺疾病、促進發育
苯丙胺酸(PHE)	0.1792	0.1800	0.1768	0.1713	胃腸道疾病
賴胺酸(LYS)	0.1456	0.0982	0.1135	0.0862	促進生長發育、治療貧血、軟骨病
組胺酸(HIS)	0.0266	0.0000	0.0195	0.0000	胃、十二指腸潰瘍、貧血、關節炎
精胺酸(ARG)	0.1264	0.1011	0.1158	0.0890	產生痛覺、擴張血管、治療高血壓
脯胺酸(PRO)	0.0000	0.0652	0.0529	0.0464	治療胎盤不下、皮膚疾病

來的研究指出，牛磺酸可能是真珠粉之所以有諸多療效的原因。牛磺酸不是蛋白質的構成分子，它的作用就是單獨以胺基酸的性質而產生的。概括起來，牛磺酸具有治療心血管疾病的作用，可以增強心肌收縮力，防治心功能衰竭。另外，牛磺酸還具有良好的鎮靜安神功效，是中樞神經系統的調節物質。在治療婦女病方面，它具有縮短子宮出血時間、催產、治療胎盤不下的作用。

具有多種人體必需的微量元素

真珠不僅含有以胺基酸為主的有機成分，而且含有以各種化學元素為主體的無機成分。事實上，真珠所含的無機成分占了其全部重量的百分之九十二。所以，這些無機成分對人體所產生的作用，是談及真珠療效時所不能不涉及的。

✿ ①宏量元素與微量元素

人體是一個非常複雜的生命體，然而，如果從化學元素的角度來看，人體卻十分簡單，只不過是由各種化學元素以複雜的方式組合在一起而已。按照構成人體化學元素的多寡，可以把這些化學元素分為宏量元素與微量元素。

宏量元素是指含量占人體重要萬分之一以上的元素，如碳（C）、氫（H）、（O）、氮（N）、鈣（Ca）、磷（P）、鎂（Mg）、鈉（Na）、鉀（K）、氯（Cl）、硫（S）等，共十一種。這十一種宏量元素約占人體總重量的百分之九十九點五。

微量元素是指含量占人體重量萬分之一以下的元素。人體所含微量元素有許多種，目前醫學界公認人體必需的微量元素，共有以下十五種，即鐵（Fe）、銅（Cu）、鋅（Zn）、鈷（Co）、錳（Mn）、鉻（Cr）、硒（Se）、碘（I）、鎳（Ni）、氟（F）、鉬（Mo）、釩（V）、錫（Sn）、鍶（Sr）、鍺（Ge）。

無論是宏量元素還是微量元素，都是人體各種生理功能得以運轉的基本保證。而且，各種元素都是較為恆定的，一旦少於一定的數量，就會導致疾病的發生。

雖然說構成人體的各種元素都很重要，但並不是說不同的元素都一樣重要，因為有些元素人體根本不可能缺少，例如，從來沒有聽說有人因為缺氫而導致生病的。一般來說，宏量元素中的鈣是人體可能缺乏而致病的常見元素；而人體必需的各種微量元素則都有可能因缺乏而使人體生病。

✿②因為微量元素不足而導致的疾病

因為微量元素不足而導致的疾病，是近年來才引起醫學界重視的。在過去，雖然醫學水準不如現在進步，但病種也比較單一——以感染性疾病最多，所以，治療起來並不困難。隨著社會的發展，物質文明極其豐富，而各種類型的怪病亦隨之而來，有些病甚至是以前非常少見或是從未有過的。

科學家們對此進行了反思，發現有很多病是由於現代人的飲食結構所造成的。往昔的生活條件低下，人類五穀雜糧什麼都吃，但現在人的口味越來越挑，只吃口感好的美味食品，吃肉多吃蔬菜少，吃甜味的麵點多而吃米飯少，再加上很多食品都含有防腐劑和食品添加劑，以致各類文明病隨之而生，其中，就有微量元素攝入不足所導致的疾病。

人體的微量元素是從飲食中獲得的，而且各種不同的食物中含有不同的微量元素，尤其以蔬菜中所含的微量元素較多，因此，光吃肉不吃蔬菜或光吃某一種蔬菜，都很容易會導致缺乏某些微量元素而引起疾病。由缺乏微量元素而導致的疾病，現已發現有幾十種之多，以下將向讀者朋友列舉數例：

缺乏鋅元素，是臨床常見的小兒異食癖的根源；近年發現，缺鋅與腫瘤的發生有密切相關；

缺乏鐵元素，會導致缺鐵性貧血；

缺乏鍺元素，是腫瘤發生的原因之一；

缺乏銅元素，造血系統會發生異常而引起貧血或其他血液病；亦為白癜風的病因之一；

缺乏硒元素，會導致心臟病和大骨節病（Kashin-Beck disease）；

缺乏氟元素，會導致牙齒疾患；

缺乏釩、鈷元素，都與血液疾病有關。

由以上介紹的幾種微量元素可以看出，它們對於維持生命功能的正常，是不可或缺的。更重要的是，這些微量元素往往是人體所含各種酶類的活性中心，對於體內的生化反應、新陳代謝，都有著重要的作用。

另外，各種微量元素之間，還有互相協助的作用，這一點，至今在醫學上尚未完全闡述清楚，但醫學家們確信，微量元素間的協力合作，也許是微量元素最重要的功能所在。

✿③真珠中所含微量元素種類齊全，並且完全符合人體需要

由前文可知，人體所需微量元素主要來自飲食，一旦偏食或當地的食品中缺乏某種微量元素，就會導致疾病的產生。這類疾病的治療一般較為簡單，只要補充缺乏的微量元素就可以了，但是，要診斷這類疾病卻十分困難，因為微量元素在體內的含量本來就少，所以檢測起來十分麻煩，因此最好的辦法就是防止這種情況的發生。要防止缺乏微量元素就要從飲食中想辦法，要鼓勵人們多吃蔬菜水果，而且品種越雜越好，因為一種蔬菜中並無法含有全部的微量元素。但這個解決辦法也有不足之處，因為有的地方缺乏某種蔬菜，或是生長蔬菜的土壤中缺乏某種微量元素，這樣，即使吃了大量的蔬果，依舊會缺乏某種微量元素。

另一個解決辦法就是持續服用真珠粉，因為真珠粉中含有人體所需的各種微量元素。真珠粉中的微量元素有以下的特點：

(1)**種類齊全，但含量並不高**。這一點是非常重要的，因為人體雖然需要各種微量元素才能保持健康，但是，需要微量元素的數量不是很多，有時只需要一點點，關鍵是種類要齊全。

(2)**真珠粉中的微量元素符合生命的要求**。在這裏需要釐清的一個問題是，我們說人體缺乏某種微量元素時，就需要進行補充，但並不能隨便拿出這種元素讓人吃了就行，還要考慮人體是否能夠吸收的問題。例如，某人因為缺乏鐵而導致貧血，這時需要補充鐵元素，如果醫生只是簡單地讓病人服食鐵塊或是鐵粉，那一定是個大笑話。所以，就必須找出能讓人體吸收的微量元素。一般來說，生物體內的微量元素都可以被人體吸收，例如，植物中的微量元素是可以被人體吸收的，動物肌肉中的微量元素也可以。但以動物中的微量元素最佳，因為人也是動物的一種，其生命活動的特點與其它動物類似。

就真珠粉來說，它並不是動物，但它也不同於植物。真珠是由生長在河流、江湖、大海中的貝類所產生的，因此，它不僅匯集了山川河流中的各種微量元素，而且其中的比例、組合形式，都是符合人體需要的。可以毫不誇張地說，真珠是迄今為止，最為理想的天然微量元素供應物。

人體是一個十分複雜的有機體，只有當體內各種物質處於平衡狀態時，才能進行正常的生理活動。對於微量元素也是一樣，各種微量元素在人體內有一定的正常範圍，體內某種元素的含量過低或過高，都會造成微量元素間的比例失調而導致疾病的產生。因此，真珠粉中的微量元素種類多、含量少、比例協調的特點，就十分符合人體的需要。

真珠粉中含有大量的鈣元素

✿ ①健康的身體與鈣元素密切相關

鈣（Ca）是人體中含量最多的礦物質，屬宏量元素的一種，約占人體重量的百分之一·五至百分之二，總量可達一千二百至一千四百克，其中的百分之九十九存在於骨骼及牙齒中，其餘的百分之一則廣泛分佈於軟組織、細胞內外及血液中。

不論是骨骼、牙齒中的鈣，還是存在於體液中的鈣，都對人體的健康有著極為重要的作用。例如：鈣對保持骨骼的堅韌性是不可或缺的；鈣離子可維持神經肌肉的正常興奮，它對心肌的收縮是必不可少的；鈣離子還是體內多種激素的調節劑，可以增強酶的活性，讓體內新陳代謝正常進行；此外，鈣還與人體免疫細胞對細菌的吞噬作用有密切關係。

可見，鈣元素在維持人體健康方面，是極其重要的。不幸的是，現代人缺鈣的情況，並未因物質條件的進步而消失，恰恰相反，近年來發現，現代人缺鈣的情況較往昔反而更嚴重了。

醫學界對此種現狀進行了探討後，認為：現代人之所以會缺鈣，乃是由於飲食不均衡所致。眾所周知，現代社會生活節奏加快，為了節省時間，人們會儘量選擇費時較短的方便食品，加上現代人食肉多而食蔬菜少，食精製米、麵多而吃雜糧少，因而會缺乏鈣元素也就不足為怪了。

鈣元素缺乏的後果是相當嚴重的，醫學研究證明，鈣的缺乏可導致下列病變：

(a)兒童缺鈣會產生軟骨病、佝僂病；

(b)老年人缺鈣會導致骨質疏鬆；

(c)缺鈣與高血壓、動脈硬化有一定的因果關係；

(d)會導致人體免疫功能下降，誘發感染；

(e)使人體分泌胰島素的功能低下，誘發糖尿病；

(f)使人體細胞分裂亢進，引發癌症；

(g)缺鈣還是人體衰老的重要因素之一。

透過以上的介紹，讀者朋友不難看出，人體健康與鈣有著密切的關係，人體健康離不開鈣。同樣道理，要想重視自身的健康問題，就必須重視鈣與健康之間的關係。

✿②真珠粉為缺鈣者帶來福音

目前市場上、藥店中，有許多補鈣的健康食品與藥品，由這類食品、藥品的種類之多，也可窺見現代人缺鈣狀況的嚴重程度。然而，人體缺鈣並非都只要簡單地補給鈣就可以解決問題，同時還必須了解，缺鈣是由於何種原因所造成的。

人體不斷在進行新陳代謝，體內鈣元素也是一樣。人每天由飲食中獲得一定數量的鈣，同時也排泄出一部分鈣，所以，體內鈣離子會處於一種動態的平衡狀態中，並維持在一定的水準下。但由於年齡增加、內分泌失調、鈣攝入不足或需鈣增加等因素，人體會產生缺鈣的現象。前文曾經提到，現今人們的飲食結構，是導致現代人缺鈣的主要原因，事實上，不合理的飲食結構，不僅會導致鈣的攝取不足，而且還是人體產生內分泌失調的原因之一。正是在這個意義上，所以我們才說現代的飲食結構，是人體缺鈣的主要原因。

另外，鈣元素的吸收也與飲食有關。研究發現，鈣的吸收離不開維他命D，因此，蔬菜的攝入不足必將影響到鈣的吸收，因為蔬菜中含有豐富的維他命。

總之，補鈣絕非是一件十分容易的事，還必須考慮到病人的各種情況。

在各種缺鈣的人群中，以兒童和老年人發生缺鈣的人數最多，這與他們的生理特點有關。兒童處於生長發育期，需鈣量大，如補充不足就會缺鈣，進而影響到身體的正常生長發育，並導致佝僂病。老年人則一般是因為鈣元素排泄過多，加上攝取不足，所以容易缺鈣，並產生老年性骨質疏鬆症，而容易骨折。關於這點，本書在第6章將有詳細介紹。

談到真珠粉的療效，除了前面所說的胺基酸、各種微量元素外，真珠中所含有的大量鈣質，也是其療效的來源之一。由於真珠粉中含有大量的鈣元素，並且有其自身的特點，而這些特點又特別適宜缺鈣患者，所以，可以毫不猶豫地說，真珠粉是缺鈣者的福音。那麼，真珠粉中所含的鈣，具有什麼特點呢？為什麼說它能夠解決缺鈣者的問題呢？

✿ ③真珠粉是符合人體生理特點的補鈣劑

真珠從貝殼中採摘出來後，如果不經過處理，其中會含有百分之九十以上的鈣質，而且是以碳酸鈣（$CaCO_3$）的形式存在著，此時，如果將其加工成真珠粉，並讓缺鈣者服食，就可以補鈣，但這卻不是最好的方式。因為人體胃腸道對其消化吸收能力有限。大家都知道，花崗石的主要成分就是碳酸鈣，但卻不被當作補鈣劑使用，這就是因為人體不能吸收其中的鈣質之故。

因此，如果想用真珠粉來補充缺乏的鈣，就必須將真珠進行必要的處理，也就是水解真珠。將真珠進行水解處理之後，其中的各種成分會變成游離狀態，也包括鈣元素。因此，可以很容易地被人體吸收。單從補鈣的角度來說，不經處理的真珠粉是無法與水解真珠粉相比的。

真珠粉為人體補鈣的特點不僅於此，更在於其中所含的各種有效成分，可以綜合、協調地對人體產生作用，因而在補鈣上就不會只是簡單的補充鈣質而已，這個特點是最重要的。

舉例而言，如果一個人是因為甲狀腺分泌亢進而導致血鈣濃度下降、骨質疏鬆，那麼，僅僅補充鈣質是不夠的，還必須能夠消除甲狀腺分泌亢進的狀況，才能達到標本兼治的療效，而真珠粉就可以達到此一要求。在中醫看來，甲狀腺分泌亢進屬於陽亢之症，在治療上需要使用鎮靜、清涼的中藥，而真珠粉自古就被用作鎮靜、滋陰、清熱，因而能夠治療甲狀腺功能亢進。現代醫學將這一套理論驗證於臨床，證實真珠粉確實有此方面的療效，這就將真珠粉補鈣的機理，提高到標本兼治的水準。

進一步的研究揭示，真珠粉之所以能從根本上為缺鈣者解決問題，是由於其中的各種有效成分均衡作用的結果，尤其是其中所含的微量元素，可以均衡人體電解質的濃度，同時補充鈣質與其它元素。從某種意義上說，真珠粉之所以能為人體補鈣，最重要的原因可能不是因為其中含有豐富的鈣，而在於其中所含有的複雜的多種成分。尤為可貴的是，這些複雜的成分，並不是簡單堆湊在一起的，而是由動物體的貝類所產生的，因而更加符合生命的特點，符合人體的要求。這就是真珠粉不同於一般補鈣劑的緣由。真珠粉給人體補鈣的意義，不僅限於它解決了兒童、老年人缺鈣的問題，更大的意義在於，它可以治療一系列因為缺鈣而導致的疾病，如前述之高血壓、動脈硬化、免疫力減弱、糖尿病、腫瘤，以及衰老。有關這些內容，本書將在談到真珠粉對具體疾病的治療時，會再次提及。

真珠粉的藥理作用

通過前面的介紹可以得知，真珠的療效源於其中的有效成分，也就是胺基酸和微量元素，但作為一種藥物，僅僅知道它的有效成分還不夠，還需要通過科學的試驗，對其治療疾病的機理進行研究。大陸相關的醫學單位對此做了大量的實驗，證明了真珠的以下幾種藥理作用。

✿ ①清除血液中的過氧化脂質

(1)過氧化脂質是現代文明病與衰老的根源

正常人的血液中肯定存有脂肪，因為脂肪是三大生命物質之一，對人體的生理活動有重要的意義。然而，過氧化脂質則是一種有害的東西。

從字面上來看，過氧化脂質是過度氧化的脂質，也就是說，這是一種非正常的脂肪。那麼，過氧化脂質是如何產生的呢？

過氧化脂質的產生是由於氧毒所造成的。人的生命離不開氧氣，但氧卻也會對人體造成傷害，確切地說，傷害人體的氧並不是從空氣中吸入的氧氣，而是人體內部生化反應所產生的一種自由氧，也就是人們所謂的氧自由基。氧自由基非常活躍，它可以使人體內的許多物質發生氧化，當氧自由基與人體內的正常脂肪發生反應時，就會產生過氧化脂質。

過氧化脂質是一種非常有害的脂肪，當它在人體內產生後，會引起人體一系列的病變，例如，現代社會的文明病——高血壓、中風、糖尿病、冠心病，都與過氧化脂質在體內的積聚有關。

不僅如此，近來科學界提出的「衰老學說」就認為，過氧化脂質是人類衰老的原因。科研人員發現，隨著年齡的增長，過氧化脂質在人體各個器官中的蓄積也會增多，因而引起器官的老化和功能衰退。

(2)臨床實驗證實真珠粉具有清除血液中過氧化脂質的功能

浙江醫科大學第一附屬醫院的黃元偉教授，他所領導的心血管研究室，對真珠粉清除過氧化脂質的作用進行了研究。

該單位以真珠粉對二十例冠心病患者進行治療，另十七例冠心病人以安慰劑為對照組，療程為一個月，觀察的指標為血清過氧化脂質和血脂的改變。所用真珠粉裝於紅色膠囊中，每粒重〇・七五克，每日服三次，每次服用四粒，日劑量共為九克。對兩組治療前後血清過氧化脂質與血脂變化表（單位：mmol/ml）：

觀察指標		過氧化脂質	血脂		
			總膽固醇	甘油三脂	高密度脂蛋白
真珠粉組 20 例	服藥前	9.23 ± 3.25	4.69 ± 1.64	1.93 ± 0.83	1.18 ± 0.30
	服藥後	6.72 ± 1.69 ※	4.85 ± 0.89△	1.63 ± 0.62△	1.30 ± 0.32△
安慰劑對照組 17 例	服藥前	7.64 ± 3.92	4.76 ± 1.11	2.10 ± 1.22	1.25 ± 0.31
	服藥後	7.24 ± 2.88△	4.57 ± 0.92△	1.91 ± 1.13△	1.25 ± 0.36

照組以澱粉代替真珠粉。為達到安慰劑的目的，澱粉膠囊的外形、用法、劑量等方面，均與真珠粉治療組完全相同。每例病人在治療前空腹抽血，檢查過氧化脂質、甘油三脂、總膽固醇、高密度脂蛋白。經一個月治療後，再檢查這些指標。

治療後的結果請見上表：

表中標有※、△號者，說明該項指標有變化，而標有※者，比標有△號的指標變化更為顯著。由此可以發現，服用真珠粉後，以血清中過氧化脂質的下降最為顯著。這說明真珠粉在清除血清過氧化脂質上有良好的作用。

真珠粉的這一功能，為其治療冠心病、動脈硬化、糖尿病以及預防衰老，提供了最好的解釋，也揭開了歷代古籍中所記載的真珠療效的秘密，當然，這不是全部的秘密，只是一部分而已。

有關於真珠粉清除血清過氧化脂質的意義，以後在談到真珠粉對具體疾病的治療時，我們會再次提及。

✿②提升心臟功能，治療心臟疾病

(1)心臟疾病種類繁多，是威脅生命的殺手

心血管疾病在本世紀七十年代之後，在全世界的發病率，顯著上升。近年來更是各國死亡原因的前幾名。心臟疾患為什麼會居高不下呢？這與人類生活條件的改善有很大關係。往昔的生活條件低下，人們勞作辛苦，所吃食物也以穀物、植物為主，而現在的社會已非常進步，很多工作都已自動化，人們不需要過多地勞動筋骨了，每天的工作輕鬆不需要什麼體力，就只要動腦而已，因此，便缺乏必要的體力鍛鍊。加上飲食結構發生變化，進食了高熱量、高膽固醇的食物，這些物質會促使肥胖症的發

生，因此也會造成心血管病的大量發生。

心血管疾病是十分嚴重的，目前在治療方法上，沒有多少對策，如果不能使心血管疾病停止發展，最終的結果將會非常可怕。

心血管疾病不單嚴重，而且其種類也非常多。平常我們較為熟悉的有：

＊高血壓、動脈硬化、血脂過高

＊心力衰竭

＊心律失常

＊中風

＊心肌梗塞

以上幾種都是人們所熟知的、較為嚴重的心血管疾患，此外，人們比較不熟悉的心血管疾病就更多了，有些病大家可能連名字都沒聽說過。如果已發生了心臟病，那麼，就只能控制住病情，儘量不讓其惡化，因為現今治療心臟疾病的藥物，還沒有根治的療效。所以，最好的方法還是防止心血管疾病的發生。現代醫學發現，真珠粉具有良好的預防心血管疾病的作用，並可以控制已發生的心血管疾病病情，使其不再惡化。

(2)上海醫科大學章蘊毅教授的研究證實：真珠粉對心血管疾病，有多方面的作用

歷代古籍都記載了真珠對心病的治療作用，加上真珠作為一種治療心血管疾病的中藥，現今仍十分廣泛地應用於臨床上，因此，上海醫科大學對真珠治療心血管疾病的機理，進行了深入的研究。以章蘊毅教授為首的學者們，選用了普通真珠粉和水解真珠粉讓大鼠服食，並觀察大鼠心血管功能的變化，希望藉此以解開真珠治療心血管疾病的奧妙。實驗結果非常令人振奮，其結論如下：

(a)水解真珠粉可顯著提高大鼠的心肌收縮力量

心臟肌肉收縮力的強弱，是判斷身體狀態是否健康的一個重要指標，動物實驗證實，水解真珠粉有增強心肌收縮力的作用。

(b)對大鼠心率有雙向調節的作用

雙向調節就是使高者變低，使低者變高。這是中醫治療疾病的一個較為突出的優點。以心率的病態來說，有些人心率可高達一百八十次乃至二百次以上；而有些人的

心率卻只有三十～四十次。正常人的心率一般是七十五次左右，運動員的心率偏低一些，六十次都算是正常的。

心率過高、過低都十分危險，因而必須透過服用藥物使其恢復正常。

上海醫科大學心血管研究室的實驗證實，真珠粉對大鼠的心率有雙向調節的作用，使心率高的變低，低的升高，並達到正常心率數值。

(c)使烏頭鹼導致的大鼠心律失常迅速恢復

烏頭鹼是一種可以導致心律失常的藥物，研究發現，真珠粉雖然不能對抗烏頭鹼導致的心律失常，但是，給烏頭鹼導致心律失常的大鼠，服用真珠粉溶液後，可以使其心律失常迅速恢復，由此為真珠粉治療心律失常性疾病，找到了實驗依據。

章蘊毅教授的研究還證實，水解真珠粉對心臟作用的影響優於一般真珠粉，這可能與水解真珠粉的溶解度較大，易於被身體吸收有關。

✿③真珠粉有增強機體免疫力的作用

(1)免疫力是人體健康的護衛者

在我們週圍的環境中有數不清的病毒、細菌，人能夠保持健康而不患病，完全有賴於免疫功能。一旦人體免疫力下降，各種致病因素就會乘虛而入，使人患病。愛滋病是近年來大家耳熟能詳的病種之一，其發生的過程就是因為病毒侵入體內，破壞了機體免疫系統，使人體的免疫功能完全喪失，進而對外界的一切致病因素都缺乏抵抗力，這就是為什麼愛滋病患者最終往往死於感染的原因。

免疫力不僅是人體對抗週圍環境中病毒、細菌的利器，而且有殺滅體內腫瘤細胞的天然功能。

說起來可能會令人害怕，人生活在世界上，每天都會在身體上出現少量癌變的細胞。這些癌變的細胞之所以沒能發展成癌症，全賴人體內的免疫功能；免疫功能在這些癌變的細胞尚未成氣候之時，便將其消滅了。然而，一旦免疫力衰退，並下降到不足以撲殺這些癌變的細胞時，就會導致癌症的發生。由此可見，免疫力對於人的健康，是何等的重要！

(2)真珠粉可以明顯增強免疫力

為了探討真珠粉對機體免疫力的影響，江西省醫學科學院的胡盛珊教授，對其進行了研究。他們是用真珠粉溶液給已經受到感染的大鼠灌胃，結果發現，真珠粉可以顯著提高大鼠血液中的抗體，而抗體就是免疫系統用以對抗病菌感染的武器，因而證實，真珠粉能夠提高大鼠的免疫功能。

有的時候，動物實驗的結果，並不一定適用於人體，但在增強機體免疫力方面，真珠粉對動物和對人都是一樣的，之所以可以這麼肯定，是因為民間早就利用了真珠粉的這一效用。

例如，在中國廣西省沿海地區，當地居民每當發現小孩子的扁桃腺出現異常的紅腫以及手心發燙時，就會讓孩子服用真珠粉，以防止發生高熱抽搐。其中的道理，就在於真珠粉有增加血液中的抗體，加強免疫力的作用。由此可見，民間早就發現了真珠粉有增強免疫力的作用，只是不明其中的道理而已。

✿④真珠粉奇妙的抗衰老能力

自古以來，帝王將相們就夢想著能夠長生不老，最著名的要數秦始皇派遣徐福到海外尋求長生不老之藥。的確，追求長生不老一直是人類的夢想，科學家們不只是在夢想，而且還將這一夢想付諸於行動。那麼，您一定想知道，是不是有這種可能呢？

(1)關於衰老的學說

從現在的醫療水準看，長生不老仍然是現今無法實現的一個夢想，但科學家的研究心血並沒有白費，他們發現了人之所以衰老的原因和機制，雖然現在還沒有辦法阻止人的衰老死亡，但至少可以延緩此一過程，使人類的壽命更長，或許將來的某一天，當醫學發展到極高的水準時，長生不老之夢將會成真。

目前在醫學界，對人類衰老的機理認識尚有分歧，占上風的學說是「過氧化脂質衰老說」。其核心理論是，人的衰老與體內的過氧化脂質有關。

前文中對過氧化脂質已略有介紹，事實上，過氧化脂質不僅會引起一系列疾病，它還與人的衰老有密切關係。讀者朋友都知道，年歲大的人，在臉上、手上乃至身上，會出現老人斑，老人斑在醫學上被稱為脂褐素，實際上就是過氧化脂質在皮膚上積蓄而成；此外，過氧化脂質還可以積存在體內任何組織器官和細胞中，如大腦、血液等，使這些組織器官的功能老化、降低。

下頁表格中的過氧化脂質是在小鼠體內檢查的結果，其年齡升高的比例，類於人類從兒童到老年人的過程。可見，隨著年齡的增長，體內的過氧化脂質也會明顯升高。

由於真珠粉具有清除體內過氧化脂質的功能，所以，真珠粉可以延緩人的衰老，並使人體保持在功能

小鼠隨年齡增長，過氧化脂質在身體內含量的變化表：

年齡（月）	血液中過氧化脂質	微粒體中過氧化脂質	線粒體中過氧化脂質
1	4.65	0.34	0.22
3	5.02	0.82	0.15
6～7	6.82	1.50	0.29
12～13	12.61	2.94	0.36

良好的狀態下。

⑵真珠粉清除過氧化脂質的道理是什麼？

動物實驗和臨床醫療實踐都已證實，真珠粉可以清除體內的過氧化脂質，那麼，您一定想知道，真珠粉是如何清除這一令人煩惱的物質呢？談及這一問題時，我們不能不提到ＳＯＤ。

人們對ＳＯＤ已經比較熟悉了，尤其是女性讀者，大多數都會知道ＳＯＤ，因為現在市場上有許多化妝品都聲稱其中含有ＳＯＤ。

ＳＯＤ實際上是人體中的一種酶，名字叫過氧化物歧化酶，這種酶是人體內天然生成的，具有清除過氧化脂質的功效。正因為有了ＳＯＤ，所以雖然人體無時無刻不在產生過氧化脂質，但並不至於迅速衰老，這都是ＳＯＤ的功勞。

真珠粉能夠清除過氧化脂質，也是依靠ＳＯＤ才得以實現的，胡盛珊教授的研究證明，真珠粉有提高ＳＯＤ活性的功能，並藉ＳＯＤ來達到清除過氧化脂質和抗衰老的作用。

⑶對衰老症狀的改善作用

浙江醫科大學內科教研室的童鍾杭教授與內分泌教研室的顧維生教授合作，對真珠粉抗衰老的作用進行了研究。

他們把衰老歸納為二十一種症狀，這二十一種症狀包括：記憶力下降、失眠、多夢、疲勞、乏力、胸悶、心悸、腰酸、情緒不穩定、眼花、頭痛、大便不暢、眩暈、關節活動不利、容易興奮、肌肉酸痛、四肢發涼、耳鳴、食慾不振、性慾減退、浮腫等。

將這些症狀先行評分，沒有症狀者，為「〇」分，症狀較輕為「一」分，症狀較重而不影響生活和工作為「二」分，症狀嚴重並影響到工作和生活者為「三」分。

這個研究總共觀察了三十四名老年人，讓他們每天服用少量真珠粉，每次〇‧七五克，每日服二次，連續服用五個月。結果發現，症狀的積分由服用前的五百九十四分，下降為三十二分。症狀的改善極為顯著，改善率達到百分之九十四點六一，其中有四名服藥者在兩個月後，眉毛、頭髮都有程度不同的由白變黑。

這樣，無論是從臨床角度還是從動物實驗的角度，都證明了真珠粉具有優秀的抗衰老作用。需要指出的是，真珠粉抗衰老的原理並不是完全清楚的，雖已證明其抗衰老與清除過氧化脂質有關，但不能排除真珠粉是透過其他途徑，來產生抗衰老的療效，例如，有些實驗還證實了真珠粉具有調整人體內分泌的功能，而內分泌的改變則是與人的衰老有密切關係的。

(4) 真珠粉對中醫理論中關於衰老的症狀有效

前面所說的人體衰老理論是現代西醫的認識，然而，比西醫歷史悠久的中醫，早在兩千年前的《黃帝內經》中，就對衰老的原理提出了看法。

中醫認為，人的生長、發育到成熟，是由腎臟中的精氣所決定的，而腎中精氣一旦不足，人就會衰老，換句話說，人隨著年齡的增長，腎中的精氣會衰退，各種衰老的症狀就會出現。例如，《素問・上古天真論》中說：「女子七歲，腎氣盛，齒更髮長；二七而天癸至，任脈通，太沖脈盛，月事以時下，故有子；三七，腎氣平均，故真牙生而長極；四七，筋骨堅，髮長極，身體壯盛；五七，陽明脈衰，面如焦，髮始墜；六七，三陽脈衰於上，面皆焦，髮始白；七七，任脈虛，太沖脈衰少，天癸竭，地道不通，故形壞而無子也。」

這一段古文，概括了女子由七歲到四十九歲的各個年齡層中在生理上的變化，在這一變化中，隨著腎氣的衰退，人也由小變老。男子的情況與女子一樣。在《黃帝內經》中也有同樣的觀點。按照中醫理論，腎中精氣的衰落可由十種症狀表現出來。科研人員選拔了四十八例老年人，並將他們的症狀進行評估，分數越高的症狀越重，然後，給這些老年人服用真珠粉，同時配合服用中草藥黃精和枸杞子，連續服用四週，這十七項症狀的變化如下頁表格所示。

48 例治療前後 17 項觀察指標的分值比較：

觀察指標	例數	治療前分數	治療後分數
腰膝酸軟	47	1.72	0.72
疲乏無力	47	2.23	0.94
夜尿	25	1.44	0.28
自汗（虛汗）	31	1.55	0.39
氣短	32	1.47	0.50
耳鳴	34	1.24	0.94
脫髮	32	1.41	0.94
齒搖	19	1.47	0.74
健忘	44	1.52	0.80
性慾減退	33	1.67	0.82
畏寒肢冷	19	1.32	0.32
腹瀉	16	1.94	0.50
手心煩熱	23	1.17	0.35
頭暈	42	1.26	0.40
盜汗	17	1.35	0.24
口乾咽燥	35	1.66	0.60
便秘	20	1.25	0.45

由這個表格所列結果可以看出，十七個衰老症狀的分數，均顯著下降，這說明了真珠粉對腎中精氣虧虛所致的衰老症狀，有明顯的療效。這也驗證了中醫有關衰老的某些理論。

現代毒理實驗證實，真珠粉沒有任何毒、副作用

✿①毒理實驗是任何藥物應用於臨床前，必須通過的一種檢驗

當今社會，疾病的種類繁多，每年都會有新的藥品出現，以對付日益複雜的疾病。這些藥品大多是化學合成的藥物，因而作用力較強，對疾病也有比較準確的針對性。然而，有的時候，藥品的療效雖好，但同時也會給人體健康的組織器官帶來傷害，而且這種傷害有時是致命的。

所以，任何一個國家的法律，都對化學藥品有著十分嚴格的控制，規定這些化學藥品在進入臨床使用之前，必須經過一定的檢驗，證明其毒性、副作用不會給人體帶

來極端嚴重的後果後，方可進入市場銷售。換言之，毒理實驗是為確保藥品在使用上的安全性所做的一種檢驗。

✿②化學藥品的毒、副作用無法避免

可以非常肯定地說，任何化學藥品，都有不可避免的毒、副作用，迄今為止，還沒有發現哪一種化學藥品沒有毒、副作用的。

近年來，藥物毒、副作用日益受到重視，因為臨床醫師發現，有很多疾病即使不服藥也能自癒，相反的，一些服用藥物後的患者，病情卻反而加重了；另外一些患者，雖然經藥物治好一種疾病，但卻因為這種藥物帶來了更為嚴重的其他後遺症，這種後遺症被稱為藥源性疾病。

既然任何藥品都經過毒理試驗的檢測，為什麼還會產生藥源性疾病呢？這個問題比較複雜，大體而言，是由三方面因素所造成的：

⑴**化學藥品對人體的遠期影響，很難從時間較短的毒理試驗中發現**。世界上曾有過這樣的案例。前西德曾生產一種止吐藥，專門用於孕婦期間的嘔吐，這種藥物的毒

理實驗證明沒有毒、副作用，療效也比較好。然而誰也沒想到，在這種藥上市後的幾年中，西德出現了幾十萬殘疾兒童，後來證實，罪魁禍首就是那種止吐藥。由此可見，毒理實驗是有一定局限的。

⑵**藥品使用不當**。化學藥品一般都有較為嚴格的禁忌，如有這些禁忌症，就不應當服用。但有些患者不瞭解這點，憑藉一點醫學常識，便去自行買藥服用，因此而造成了藥害。

⑶**醫學水準的限制**。儘管醫學水準已有了相當大的發展，但人類對人體本身的瞭解，仍然無法透澈，所以，研製出的藥品究竟對人體會產生什麼樣的結果，有時並不是完全清楚的。

因為這三方面的緣由，使得現在的化學藥品，無可避免地會有或多或少的副作用。鑑於近年來由藥害而致的疾病越來越多，且病情嚴重到已引起全球醫學界的重視，人們因而把目光投向了古老的中醫學。因為中醫所用的藥物，都取之於自然，並經歷了數千年的臨床驗證，其副作用極小甚至根本沒有副作用。

真珠就是這樣一種沒有任何毒、副作用的天然中藥。

✿③經由現代毒理試驗證實，真珠粉沒有任何毒、副作用

雖然現代毒理實驗尚有不盡完善之處，但以現階段的情況來看，任何藥品都需經由這個試驗的驗證，才能夠在臨床上使用。

真珠是一種已使用過數千年的中藥，在民間享有極高的聲譽，已成為人們治療某些疾病的常用藥，因此，按照大陸的有關法律，是不需經過毒理試驗，就可應用於臨床治療的。但為驗證真珠究竟是不是如古籍中所記載的，沒有毒、副作用，大陸科研人員還是對真珠做了一系列毒理試驗，並證實真珠確實沒有毒、副作用，這就為真珠成為一種能夠長期服用的保健食品，進行了現代科學的論證。以下向讀者朋友們介紹一下，對真珠所做的長期毒性試驗結果。

長期毒性實驗是指，給動物長期進食某種藥物，觀察動物是否產生毒性反應，以考察藥物長期使用的安全性。真珠的長期毒性實驗結果如下：

(1) 一般情況

將真珠粉均勻地混於飼料中，連續餵養大鼠兩個月。觀察動物的外觀表現、活動情況、皮毛色澤以及反應的靈敏性。結果顯示，觀察項目均未見異常，其中，大鼠的反應靈敏性增強，說明真珠粉有一定的強壯作用。

(2) 血液檢查

血液檢查主要是看看長期服用真珠粉後，血液中的血紅蛋白和白血球是否有改變，藉此以判斷真珠粉是否有損害造血系統的副作用。

大鼠連續服用真珠粉九週後，白血球和血紅蛋白檢查結果如下頁表一。

由以上結果可知，真珠粉對造血系統不會造成傷害。

(3) 肝功能測定

具有一些醫學常識的人都會知道，化學藥物往往需要透過肝臟和腎臟來進行代謝，因此，對肝、腎功能產生損害是化學藥品最為常見的毒反應。

【表一】

真珠粉劑量（ppm）	動物數	血紅蛋白（g）	白血球（$10^3/mm^3$）
對照組	20	15.51 ± 1.32	19.36 ± 5.66
478（小劑量）	20	15.30 ± 0.74	16.63 ± 7.01
1434（大劑量）	19	14.73 ± 1.06	19.47 ± 6.08

【表二】

給藥劑量（ppm）	動物數	肝功能谷丙轉胺酶 %	腎功能尿素氮 mg %
對照組（劑量為0）	20	23.35 ± 11.10	13.57 ± 1.74
478（小劑量）	20	22.50 ± 12.88	15.08 ± 5.65
1434（大劑量）	19	20.15 ± 15.86	16.45 ± 2.08

用真珠粉持續餵養大鼠二個月後，檢查代表肝功能狀況的谷丙轉胺酶，以及代表腎功能的血清尿素氮，結果都顯示正常。說明長期服食真珠粉對肝、腎功能並無損害（見上表二）。

(4)臟器重量的檢查

一些具有毒、副作用的藥物，在長時間服用後，會損害機體臟器，導致臟器萎縮或腫大，為此，毒性試驗應檢驗各個臟器的重量，以探究藥物對內臟是否有損害。

以同樣方法，連續投餵大鼠真珠粉二個月後，將之殺死，並取大鼠的八種臟器，與對照組相比，結果顯示，大鼠各個內臟的重量並沒有明顯的變化。

(5)解剖學和病理學檢查

在給大鼠長期服用真珠粉後，再對其進行解剖學和病理學的檢查，前者主要是觀察大鼠的內臟形態是否有變化；後者則是將大鼠的內臟進行切片，放在電子顯微鏡下觀察。這兩種檢查都未發現有異常的改變。

綜上所述，真珠粉在現代嚴格的毒理實驗檢驗下，被證實沒有毒、副作用，即使長期、大量的服食，也不會產生不良反應。

大鼠餵真珠粉 2 個月，臟器與體重之比的變化：

劑量 (ppm)	動物數	肝	腎	心	脾	睪丸	卵巢	腎上腺	胸腺
對照	20	32.68 ± 2.64	6.04 ± 0.59	3.23 ± 0.37	1.88 ± 0.34	7.55 ± 0.80	0.22 ± 0.17	0.27 ± 0.15	1.17 ± 0.31
478（小）	20	32.89 ± 2.93	6.09 ± 0.39	3.29 ± 0.34	1.77 ± 0.34	7.01 ± 1.03	0.18 ± 0.14	0.26 ± 0.20	1.12 ± 0.34
1434（大）	19	31.61 ± 2.39	6.08 ± 0.60	3.35 ± 0.33	1.85 ± 0.35	6.51 ± 0.71	0.91 ± 0.16	0.26 ± 0.16	1.19 ± 0.34
4300（超大）	20	32.16 ± 2.95	6.15 ± 0.30	3.49 ± 0.24	1.98 ± 0.41	7.53 ± 1.04	0.18 ± 0.08	0.27 ± 0.14	1.03 ± 0.19

專欄　天然真珠與養殖真珠的區別

天然真珠內部構造的核心極小，往往是天然的一粒石英砂或其他物質，真珠層厚且呈同心圓狀；而養殖真珠內核是人工製作的小圓珠，核心大，珠層薄，無同心圓構造。

天然海珠珠層厚，質地細膩，光澤與異彩較強，透明度高，人工養殖珠因成珠年頭短，帶有臘狀光澤，表面常有「小包」，在強光源照射下慢慢轉動珠子，當珠轉到一定角度時便能觀察到珠母核心的閃光，天然真珠則沒有這種現象。

從鑽孔的孔中觀察，天然珠極難看到珠核與真珠層的分界處；而養珠外層僅0.5～2毫米，所以能看出核心與表層間的分界線。

天然海珠因核中異物常不滾圓，外形圓度差；養珠核圓，故成珠後常為精圓。

海水珠與淡水珠的區別

海珠產於清淨的海水中，飼料豐富，多為半透明；淡水珠珠質常白中閃灰，光澤也不柔和。淡水珠大顆粒者少，比重低於海水珠。

第 3 章

真珠自古就用於美容和治療婦女病

從本章開始，就要向廣大讀者朋友們介紹真珠的具體療效了。談到真珠的具體療效，就不能不提及真珠在傳統上的功效——美容和治療婦女病。

關於真珠用於美容上，中國最早的記載要始於隋朝，後世則將真珠這一療效，更加發揚光大。不僅在古代的中國，事實上，其他國家也曾記載有真珠美容的療效。古代埃及首都克萊帕托拉的記事中，曾有這樣的描述：「貴婦人為了美化皮膚，在臨睡前常用真珠粉混在牛奶中塗擦身體。」又如，日本的《厚生新篇》中說：「真珠能起心氣，強精神，令婦人美白。」

由此可見，世界各國都曾發現真珠的美容效果。不過，對真珠之於女性的效用來說，以中醫的研究最為全面。中醫認為，真珠不僅能「令人好顏色」，而且可治療「白濁」、「難產」等。現代醫學依據中醫的理論，對真珠在美容及治療婦女病上，進行了深入地研究，結果發現，真珠對解決女性問題，確有非常獨特的療效。

真珠粉可防止皮膚老化

① 皮膚老化的原因

皮膚處於身體的最外層，直接接觸外界自然環境，具有保護機體、感受刺激以及排泄等功能。

皮膚的成分主要是膠原蛋白、血管以及皮脂腺等，另外，皮膚中還有水分和神經組織。總而言之，人體表面的皮膚構成較為複雜，其構成成分的異常改變，都會引起皮膚病變和老化。

在日常生活中，皮膚始終處於人體與外界環境抗爭的最前線。日曬風吹、雨刀霜劍，天長日久後必然會在皮膚上留下歲月的痕跡，因此，皮膚的老化及出現皺紋是人的自然生理過程。然而，我們平常往往會見到，有的人皺紋出現的速度，遠遠快於年齡的增長，也就是說，一些年齡並不算大的人，卻皺紋滿面。這種情況，就屬於非正常的皮膚老化。還有些人，皮膚的皺紋並不算多，但卻缺乏光澤，顯得沒有生氣。那麼，皮膚非正常老化的原因何在呢？

在正常的生理情況下，皮膚表面的細胞會不斷地死亡、脫落和更新。例如，小鼠皮膚表層的細胞每一～二個月會更新一次，人也與之類似。死亡脫落的上皮細胞，會由皮膚底層的細胞增殖，對其進行補充。皮膚的更新受季節、溫度、營養狀態、飲食情況及內分泌激素等因素的影響。若是這些因素出現了異常的變化，就會導致皮膚過早老化，出現皺紋。具體一點說，促使皮膚老化的原因，有以下三個方面：

(1)生活環境方面的因素

*生活環境週圍充滿噪音（不安與緊張）。

*化妝品使用不當，使皮膚受到過度刺激。

*職業上必須使用化學藥品的人。

*工廠及汽車排出的廢氣和尾氣，致使大氣汙染。

*大量使用殺蟲劑及農藥的人，如高爾夫球場的工作人員。

(2)飲食方面的因素

＊食品添加劑。

＊殘留有農業及殺蟲劑的食品。

＊食用過多速食麵之類的速食食品。

＊攝入過多的動物脂肪。

＊長期服用化學藥品。

＊食用保存過久的食品。

＊缺乏優質的蛋白質。

＊缺乏維他命、礦物質。

＊飲用受到汙染的飲用水。

＊偏食，營養不均衡。

(3) 體內機能降低方面的因素

*各種疾病的慢性化。
*體質偏於酸性。
*自律神經功能失調。
*胃腸機能降低。
*肝臟解毒能力減弱。
*腎臟機能減弱。
*荷爾蒙分泌異常。
*便秘長期未得到治療。
*排尿機能障礙。
*發熱、細菌感染。
*月經異常。
*造血機能減弱。

由以上列舉的症例可知，會導致皮膚老化的因素非常之多，可以毫不誇張的說，發生於人體上的任何問題，都有可能會加速皮膚的老化。其中，有些問題是可以避免的，如減少使用刺激性較大的化妝品；但有些問題則是個人無法避免的，如大氣的嚴重汙染。在所有這些因素中，與皮膚老化關係最大，並可以由個人採取主動行為加以改變的，就是飲食。

✿②美麗的肌膚源於均衡、營養的食物

中國有句古話說：「病從口入」，對於有皮膚方面問題的人而言，這句話也十分恰當。由上文的介紹可知，皮膚主要是由膠原蛋白等有機物質組成，其新陳代謝的正常進行，有賴於營養物質的供給，若要使飲食中的營養均衡，如蛋白質、脂肪、維他命、礦物質等都應包含在內。很多皮膚方面的問題，就是由於這些物質不均衡所致。

針對皮膚新陳代謝的特點，應在日常飲食中，多加攝取優質動物蛋白，如瘦肉、魚、雞蛋、牛奶等；另外，要多吃蔬菜，種類越雜越好，這是因為蔬菜中含有大量的維他命和礦物質。

另一方面，飲食的時間和次數也很重要。如果早餐不吃，午餐吃漢堡加可樂，然後又在晚餐大吃一頓，那麼，即使食物中的營養物質再豐富，也難保皮膚不會過早老化。需要提醒的是，臨睡前吃得過多，會造成失眠、消化不良等症狀，這些都會影響到皮膚的健康。

因此，均衡的營養，適量、適度的飲食，才能促進皮膚正常的新陳代謝，也才是保證肌膚美麗的先決條件。

✿③真珠能消除皮膚皺紋的原理

古今無數的症例表明，真珠具有優秀的防止皮膚老化、消除皺紋、白嫩肌膚的功效。真珠產生這些療效的機理是什麼呢？相信女性讀者會對此感興趣。

(1)真珠粉所含有的胺基酸，是防止皮膚產生皺紋的關鍵

大家已經知道，皮膚總是在不斷的死亡，又不斷的補充著。皮膚的新生，必須有胺基酸的參與，因為皮膚中的重要成分就是膠原蛋白，膠原蛋白是由胺基酸所構成

的。所以，長期服用真珠粉，可以提供皮膚再生的原料。您也許會說，胺基酸也可以由飲食中獲得，何必要服用真珠粉呢？

這雖是一種比較實際的想法，然而，卻往往不能實現。的確，胺基酸確實可以由飲食中獲得，但卻不能保證飲食中含有人體所需要的所有胺基酸。若是食用真珠粉，就可避免此一狀況，因為真珠粉中含有十八種人體胺基酸，以及一種具有治療心血管疾病的胺基酸——牛磺酸。因此，服用真珠粉，既可避免缺乏某些胺基酸，又有促進血液循環的作用，甚至可更進一步地促進皮膚再生，這一點，是無法藉由飲食來獲得的。

真珠粉除了是皮膚再生的原料外，其防止皮膚老化的另一重要機制在於真珠粉全身性的作用。

任何事物都不可能孤立存在，皮膚也是一樣，很難想像一個重病纏身的肝炎患者，會有一身光潔白嫩的皮膚。從某種意義上講，皮膚的好壞，就是人體健康狀況的一面鏡子。由於真珠粉具有廣泛的療效，例如，清除血液過氧化脂質、治療肝炎、促進血液循環、治療失眠等，因而，它可以透過改善全身狀況的，來達到防止皮膚老化的目的。

(2)增強SOD活性，是真珠粉消除皮膚皺紋的原理

真珠粉不僅能夠防止皺紋過早出現，對於已出現的皺紋，真珠粉還可以有一定的消除作用。說到這一點，就不能不再次提到SOD。

SOD近來為廣大女性讀者所熟悉，在醫學上，SOD是一種名為「過氧化物化酶」的蛋白質。

SOD的作用在於清除人體內的（氧）自由基。自由基非常活躍，可以與很多組織起反應，使這些組織器官老化。當自由基出現於皮膚血管時，會與皮膚中的成分發生反應，導致皮膚老化、乾燥、出現皺紋。

對於已經老化的表層皺紋，是沒有辦法消除的，但真珠粉可以增加SOD活性，使新生的皮膚不被自由基所氧化，這樣，當表層的皮膚自然脫落，由新生的皮膚代替之時，皺紋也就消除了。

由真珠粉消除皮膚皺紋的過程可以發現，必須在服用真珠粉較長時間後，才能達

到此一效果，因為真珠粉對業已老化的皮膚是沒有辦法補救的。只能在舊皮脫落、新皮再生的過程中，保持血液中真珠粉有效成分的濃度，才可以消除已有的皺紋。這就是為什麼長期持續每天服用真珠粉的人，皺紋可以消失的原因。

另外，要消除皮膚皺紋，不僅要口服真珠粉，而且最好能用真珠粉敷面，才能使皺紋盡快消失。在自然界中，有一個非常好的例子能說明這種情況。蘋果削皮後，只要幾分鐘，蘋果的顏色就會變成茶褐色，其原因就是蘋果與空氣中的氧發生了反應。人的皮膚也是一樣，當舊皮脫落，新皮出現時，如能在新皮膚的血液中和皮膚外，都有真珠粉的有效成分存在，就可以防止自由基和新皮膚發生氧化反應，也就能消除皺紋了。

真珠粉對皮膚色素斑、黃褐斑、雀斑的治療

✿ ①為什麼會有黃褐斑、色素斑、雀斑？

黃褐斑是一種出現於人的面部，尤其是女性面部的黃褐色斑塊，一般分佈於兩顴、鼻翼兩側，嚴重者，會出現在全部的面頰。黃褐斑絕大部分是後天出現的，也有一小部分人是一出生就有的。換言之，黃褐斑的出現，大部分是屬於非正常的病態。

黃褐斑多發生於青春期少女和懷孕、生育後的婦女，尤以已婚、生育後的女性最常出現。有些女性在婚前非常漂亮，皮膚光滑潔白。可是在生育孩子之後，卻出現了滿臉的斑塊，造成她們非常嚴重的心理負擔。有些女性的娘家人，誤以為女兒在婆家吃苦受累，才導致出現這種情況，因而造成家庭關係的矛盾。其實，黃褐斑的出現，是有其內在原因的。

在醫學上，黃褐斑與老年人出現的老人斑，實際上是同一種物質——脂褐素。前面已介紹過，脂褐素實際上就是自由基與脂肪發生氧化反應後，所產生的過氧化脂

質。

為什麼年紀輕輕的少女和少婦們會出現黃褐斑呢？原來，是因為青春期少女和生育後婦女的內分泌發生紊亂所致。

女性在青春期，各種生長激素、性激素分泌旺盛，很容易就會發生內分泌紊亂。而懷孕生育的女性，在經過漫長的孕育過程後，內分泌更容易紊亂，內分泌紊亂往往會導致體內自由基的增加，由此便會產生黃褐斑。

生育後的女性，尤其在中國，有做月子的傳統習慣，有些地方只給產婦進食雞、魚、蛋，而很少吃蔬菜水果，所以會造成營養不均衡，尤其是缺乏維他命C，這也是已婚女性更容易患有黃褐斑的原因。

至於色素斑和雀斑，如果是天生就有的，往往與遺傳基因有關；如果是後天才出現的，則與過氧化脂質在皮膚上的積蓄有關。需要注意的是，有些黑色素的沈澱，其實是惡性腫瘤所致。

✿②真珠粉治療黃褐斑、色素斑、雀斑的原理

提起治療黃褐斑、雀斑、色素斑，人們首先想到的就是被稱為「美容維他命」的維他命C。因為維他命C有防止黑色素形成的作用，因此，西醫一般把維他命C當成治療黃褐斑、雀斑、色素斑的方法。如前所述，這些面部斑塊的出現，是有其內在原因的，僅僅從防止黑色素生成的角度著手，很難對所有的患者都有效。實際上，補充維他命C，對大部分患者是沒有效果的。

在中醫學裏，黃褐斑、雀斑以及色素沈澱，被統稱為「黑鼾」，並認為，黑鼾的出現與人體的「陰陽失調」、「氣血不和」有很大關係。用西醫的話來說，黑鼾的出現，與內分泌失調有關。因此，中醫在治療「黑鼾」時，強調要調整人體全身的狀況，而不僅僅局限於對面部斑塊的處理。這也就是中醫所說的「治病必求於本」。而中醫治療這些面部斑塊的主要藥物，就是真珠粉。在《本草綱目》中，明確地指出：「真珠，除黑鼾」。

現在研究顯示，真珠粉治療面部斑塊的優秀療效，確實與真珠粉對人體全身的調

整作用有關，其機理主要有以下兩個方面：

(1)微量元素錳、銅、鋅和硒

面部斑塊主要是皮膚的過氧化脂質過多，而真珠粉具有非常好的清除過氧化脂質的作用，因而，可以有效地消除面部斑塊。其內在機理，就在於真珠粉中所含有的錳、銅、鋅和硒這四種微量元素。其中，錳、同、鋅是組成過氧化物歧化酶（ＳＯＤ）的成分。服用真珠粉後ＳＯＤ的數量和活性會增強，就可以消除體內的自由基，進而使面部的過氧化脂質消除。

體內除了ＳＯＤ可以消除自由基以外，還有一種谷胱甘過氧化物酶，也可以消除自由基。

谷胱甘過氧化物酶的中心物質是硒，亦可透過服用真珠粉而獲得。

可見，真珠粉能夠治療黃褐斑等面部斑塊的真正原因，在於其中所含的微量元素。

真珠粉治療面部斑塊機理示意圖：

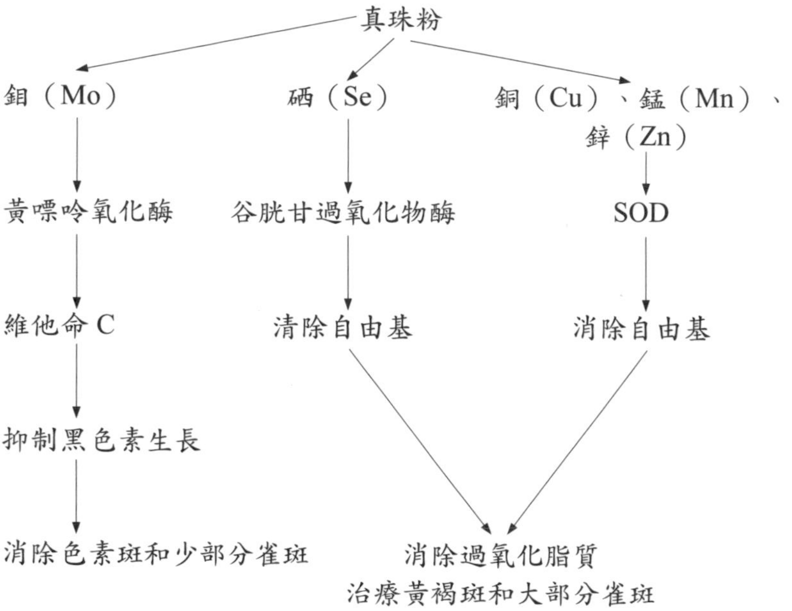

(2)微量元素鉬

鉬也是真珠粉中的一種微量元素，它是黃嘌呤氧化酶的組成部分。這種酶可以促進維他命C的合成，因而，可以抑制黑色素的沈澱。

透過以上兩方面的機制，真珠粉既能清除脂褐素（主要是黃褐斑及大部分雀斑），又能治療黑色素沈澱（主要是色素斑及少部分雀斑）。

真珠粉除了可以透過其所含的微量元素，對面部斑塊進行治療外，其所含胺基酸也是必不可缺的有效成分，因為上述幾種酶類，都需要胺基酸才能構成，女性面部斑塊的出現，有時就是因為飲食中營養物質不均衡，缺乏人體必需的胺基酸所致。

想白嫩肌膚，就要正確使用真珠粉

無論是中醫古籍的記載，還是筆者在臨床上的經驗，都證明了真珠粉的優質美容作用，現代科研試驗亦揭示了真珠粉美容的原理所在。然而，我們也會遇到一些人在服食真珠粉或是用真珠粉塗擦面部後，並沒有獲得預期的效果，這是為什麼呢？

✿①使用真珠粉美容的正確方法

利用真珠粉美容，從大的方面說，有兩種方式：一是口服；一是塗面。

口服真珠粉，應按照本書序章中所說的，要長期、定時、定量。慈禧太后在她幾十年服食真珠粉的過程中，得出了「多食無益，不按時服無益」的正確結論。

現在有很多疾病的治療，都要求在服藥過程中，服一段時間停一停，再服一段時間，再停一停。這是因為這些藥物對人體的毒、副作用較大，如長期服用會造成人體嚴重的損害，所以，在服用一段時間後，需要停服一段時間，以防毒性積累過多，造成損害。但服用真珠粉，則完全不需要有這樣的顧慮，因為真珠粉是一種無毒、副作用的天然藥品，它也可被視為是一種食品，即使長期服用，也不會對人體造成損害。有些服食真珠粉者，因害怕對身體有傷害，因而會服食一段時間，停一段時間，致使美容效果不佳。由皮膚再生的週期也可以知道，新皮再生、舊皮脫落的週期，至少需要一個月，如果服用真珠粉的時間，連一個月都不能持續的話，是很難取得療效的。

另一個問題，是服用真珠粉的劑量的問題。慈禧太后是每天服用一銀匙，大約五～六克，這個劑量已超出了人體的吸收能力，是一種不必要的浪費。如果單純為了美容，每天服用一～一．五克就夠了，但一定要長期持之以恆。

從服食真珠粉的最佳時間來說，因為人體在睡眠時，正是新皮生成的時候，所以，最好是在睡前服用，才可以發揮最佳的美容效果。

如果能堅持以上定量、按時、長期服用的三個原則，那麼任何人都一定可以獲得美容效果。

利用真珠粉進行美容的另一方法是塗面，而其中的學問也是很深的。

真珠粉塗面之所以會有美容效果，也與其所含的微量元素和胺基酸有關。由於皮膚上的毛孔，對真珠粉有效成分，具有一定的吸收能力，因此，真珠粉塗面可以使其有效成分直接作用於皮膚。另外，人體皮膚上的液體成分，與海水的成分接近，當皮膚上有汗液滲出時，真珠粉中的有效成分，可以溶解於汗液，從皮膚表層深入到內部，而發揮美容作用。例如，胺基酸滲入皮膚後，可以作為新皮生成的原料，微量元素進入皮膚後，可以調節皮膚血液與皮膚細胞和細胞外液之間的滲透壓，有利於保持皮膚中的水分；當然，真珠粉的有效成分進入皮膚和血管後，也可以發揮與內服真珠粉同樣的效果。

透過以上皮膚對真珠粉有效成分吸收的過程可以發現，利用真珠粉塗面，最好是在洗過熱水澡，面部血液循環加快時塗抹；或是在塗抹之後，進行適量運動，以使面部出汗，血液循環加速，這樣，真珠粉中的有效成分，就可以更快的發揮作用，達到美白肌膚的效果。

真珠粉塗面，因為是直接作用於皮膚，對皮膚有快速營養作用，所以，比口服真珠粉的效果要快一些。但口服真珠粉可以均衡身體內部的營養物質，所以，雖然美容的療效較塗面稍緩，但作用力持久，且療效鞏固。

✿②真正的美容，取決於健康的身體和生活方式

利用真珠粉進行美容，只是現今一種較好的方法，然而，有些人即使不用真珠粉皮膚也很好；而有些人，即便使用了真珠粉，皮膚不好的狀況也未能獲得改善，這是什麼原因呢？除了前面所說的，使用真珠粉要掌握正確的方法之外，皮膚的好壞及療效的獲得，還與遺傳、全身健康狀況及生活方式等因素有關。

(1)遺傳因素

遺傳因素在美容上，是重要關鍵，有些人天生麗質，無須採取什麼措施就光彩照人；有些人的皮膚則天生不好，容易出現問題；而有些人的皮膚天生就比較黑或黃。這些情況都與遺傳有關，真珠粉美容的效果就是建立在這些遺傳因素的基礎上。

比方說，天生麗質的人，雖不用服食真珠粉也很漂亮，但如果長期服用真珠粉，則能夠延緩衰老、延緩皺紋的出現，保持肌膚白嫩。又如，皮膚天生較黑的人，雖然真珠粉不能解決其膚色問題，但卻可以使皮膚呈現光澤和保持彈性，這其實也是一種美。

總之，真珠粉療效的取得，是建立於遺傳的基礎上，如果說真珠粉能使天生的黑皮膚變白，那是過分誇大了真珠粉的功效。所謂真珠粉有白嫩肌膚的療效，是指真珠粉能治療非先天性的、不正常的黑色。像有些女性，在結婚之後，往往會出現面色黧黑或黑斑，這時，服用真珠粉就能解除這些症狀，使肌膚恢復原來的顏色。

(2) 全身健康狀況

全身的健康狀況是影響美容最重要的因素，如果一個人患有嚴重的慢性疾病，整天鬱鬱寡歡、愁眉苦臉，再加上機體內部的營養失衡，那麼，皮膚就會因為得不到足夠的營養，而失去原有的光澤和彈性。

這裡需要做項一重要的補充，健康應包括兩方面的涵義，一是生理上的健康，指的是沒有疾病；另一個則是心理上的健康。只有在生理和心理上兩方面都健康，才算得上真正的健康。現代醫學研究揭示，心理對生理的影響很大，永遠保持樂觀心態的人，即使得了癌症，也能夠死裡逃生，恢復健康；如果心情總是萎靡不振，再健壯的人也有可能被拖垮。心理的健康對皮膚的好壞有相當大的影響，研究證明，心態不健康的人，皮膚容易失去彈性和水分並出現皺紋。因此，要想透過真珠粉美容，就該保持積極樂觀的心理狀況，如此才能發揮真珠粉的最佳療效。

(3)生活方式

健康的身體、美麗的皮膚，與個人的生活方式有很大的關係。一般說來，健康的生活方式應包括以下幾方面：

＊飲食合理。要求各種營養物質攝取均衡，肉類、蔬菜、水果、牛奶等食品都應包括在內。不能偏食、不能暴飲暴食。

＊適當的運動。每天至少應運動一個小時，運動方式可以選擇自己感興趣的，如騎自行車、跑步、體操等都可以。

＊良好的睡眠狀況。睡眠狀況的好壞，會直接影響到身體的健康，很多疾病都是由於睡眠不好造成的。睡眠狀況與皮膚的好壞更是有著直接的關係。因此，確保每天都能有足夠的睡眠時間是很重要的。應養成定時睡眠的好習慣。人的睡眠時間一般應保持每天七小時以上。

＊戒除不良嗜好。不良嗜好有很多種，對人的身體健康影響較大的有抽煙、喝酒、通宵打麻將、性生活過度等，這些不良嗜好對女性的健康，危害尤其更大。

以上幾個方面，是真珠粉美容療效的基礎，若沒有一個較為健康的生活方式，僅想靠真珠粉，是難以保證會有美容效果的。筆者曾治療過這樣一個症例：

患者是一位二十八歲的女士，她因為臉上的黃褐斑來求診。患者的主要症狀是近一年來臉上出現斑塊，開始時還小，後來斑塊卻變得又大又多，現在則已是遍佈眼眶以下，下唇以上的大部分面頰；同時，她還感到全身都有說不出的難受，總是會有不舒服的感覺。她到很多大醫院進行檢查，卻都沒有查出什麼原因，而醫生也只是讓她服用維他命C。她聽說中醫在治療黃褐斑上的效果不錯，所以希望能透過中醫來解除痛苦。

筆者詳細地詢問了她的一些情況後，知道她前年生育過一個女孩，因為公婆重男輕女，與她之間產生了矛盾，使得她的心情一直不好，加上她就職於一家貿易公司，整天忙於工作，所以基本上沒有進行什麼運動。

根據她的情況與症狀，筆者認為她的問題，是屬於那種心理壓抑、缺少運動所導致的疾病，按照中醫的說法就是肝氣鬱結。為此，筆者對她的治療是，每天服用真珠粉一克，而且是在跑步半小時之後服用，目的是希望透過運動，來消除她鬱悶的心情，再配合以真珠粉的療效，進而治癒黃褐斑。她按照我的辦法治療兩個月後，整個人的狀況都得到改觀，不僅面部斑塊消失，連體質、心理狀況也都變得很健康。

由這個病例也可以看出，真珠粉對於美容來說，只是一個工具，要想取得理想的療效，仍須注重全身與心理上的健康。

其他幾種常用的真珠美容法

服食真珠粉和用真珠粉塗面，是真珠美容的傳統方法，這已有幾千年的歷史了。

隨著科學的進步，近年來人們發現並運用了一些其他的真珠美容方法，現介紹於下：

✿①口服真珠水解液

選用優質真珠，經去除腥味、磨成粉後，用水解真珠的技術將其製成水解溶液，並加入蜂蜜、黃蓍等中藥，製成口服液。服用方法為每次十毫升，每日早晚兩次。

真珠水解液是真珠粉水解所得，其中含有真珠的所有有效成分，並且都是以游離的方式存在於水解液中，飲用之後，可以直接被胃腸道吸收。真珠粉進入胃腸道後，須先經過胃腸道各種消化酶的作用，將真珠粉的有效成分溶解出來後，才能被吸收進血液中。相比之下，真珠水解液減少了人體的水解過程，從而減少了人體能量的消耗。

✿②外塗真珠水解液

選用優質真珠，經過上述相同的處理過程，製成真珠水解液，每日早晚用真珠水解液二毫升，塗擦面部或全身肌膚，可以有極好的肌膚美白療效。

這種外塗法，一般是與內服真珠水解液相配合使用。其中的游離成分，可以非常容易被皮膚吸收，而快速有效地達到營養、滋潤皮膚的功效。與真珠粉塗面相比，可以充分地利用真珠中的有效成分。

✿③真珠養顏膏

真珠養顏膏是由真珠貝肉的提取物、阿膠、枸杞子、蜂蜜所製成的。是在中醫古方的基礎上，加上現代加工研製而成。一般是每次服用二十五克，每日早晚服用二次。

真珠養顏膏中含有人體需要的各種胺基酸、膠原蛋白、甜菜鹼、谷胱甘、維他命及多種微量元素。具有改善細胞的貯水功能，使肌膚保持彈性，色澤光鮮，並能促進骨髓的造血功能，防止老年人骨質疏鬆。適用於乾瘦體型的成年男女，特別是對年老皮膚皺褶，肌痿無力者有效。

上述三種新的真珠養顏方法，在實際運用中，均取得了令人滿意的療效。

真珠對婦女病的療效極佳

✿①女性的生理與男性不同

從生理學的角度來說，女性與男性有很大的不同。肉眼可見的，婦女有月經、生育和白帶，這些是女性所特有的。

除了明顯可知的不同之處外，女性在內分泌上，也與男性有極大的差異，而這一點是外觀所不能發現的。再加上社會角色、心理狀態、生活的負擔，男人和女人確實無法平等而論。

由於這些生理、心理上的，看的見和看不見的男女之別，造成了婦女與男性在所患疾病的種類上亦有所不同。

按照中醫的理論，女性容易罹患的疾病主要在「經」、「產」、「帶下」幾個方面，用現代的語言說，女性的疾病主要是月經失調、分娩和白帶過多等。西醫學的理論則證實，女性比較容易患有內分泌失調的病症，如月經不調，就主要與內分泌紊亂有關。

另外，女性的皮膚也與男性不同，一般較為細嫩，這與其皮膚下所含的脂肪和皮膚中的水分有關，因此，婦女的皮膚容易產生乾燥、皺紋等情況。

加上女性的心理較為柔弱，對一些問題的看法會因為社會角色的不同，而與男性的想法有分歧，兼之以女性多屬於經濟上的從屬地位，所以心理疾患也是女性的常見、多發病。

✿②令人難以啟齒的子宮頸炎、子宮頸糜爛、白帶過多、月經不調

由上述可知，女性與男性在生理上有很大的不同，因而所患的疾病也有不同。現代社會中，婦女病已成為一個專有名詞，意指只有婦女才患的疾病，當然，其種類也比較廣，有些疾病不是本書所要討論的範圍。在此，要向廣大讀者朋友介紹的，是幾種女性常見，又能被真珠治癒的婦女病。

⑴子宮頸炎和子宮頸糜爛

這兩種疾病，是困擾女性的常見病、多發病，一般來說，農村女性的發病率要高於城市的婦女，但近年來，城市婦女的發病率也有明顯增高的趨勢。

(a)病因

子宮頸炎是指子宮頸部發炎，如果長期未能治癒或是炎症較重，就會發展成子宮頸糜爛。研究資料顯示，本病主要與性生活不潔和不講究個人衛生有關。由於女性陰道口與肛門鄰近，而肛門處常常有許多大腸桿菌等細菌，如果不注意個人衛生，很容易就會招致細菌感染而發病；在性生活不潔方面，則是由男性直接將細菌帶入女性子宮，使其子宮頸感染而發病。

(b)不能忽視的婦女病

子宮頸炎和子宮頸糜爛是由細菌感染所致，可以透過抗菌素來治療；但在治療取得效果後，仍十分容易復發。最近的研究發現，這兩種疾病可能與子宮頸癌有重大關係。加上這兩種疾病會給患者帶來難以啟齒的痛苦，如產生腥臭味、導致白帶過多等。因此，千萬不能忽視這兩種疾病的治療，否則將會後患無窮。

(2)月經不調和白帶過多

月經不調和白帶過多，是婦女病中最為常見的兩種疾病，雖然其危害不如子宮頸炎和子宮頸糜爛，但給婦女造成的痛苦也不容忽視。

(a)病因

月經不調又稱作子宮功能性出血，主要症狀為月經過多、過少或提前、滯後等情況。

月經能否正常來潮，有賴於大腦皮層—丘腦下部—垂體—卵巢—子宮之間的功能協調，其中任何一個環節發生障礙，都會導致月經的失調。一般主要是因為荷爾蒙分泌異常所致。

白帶過多的原因較多，如前述之子宮頸糜爛、子宮頸炎等，都可以導致白帶過多。此外，荷爾蒙分泌失調也會導致這一症狀的產生。一般來說，如罹患子宮頸炎或子宮頸糜爛，則白帶不但多，而且會有腥臭味；如因分泌失調所致者，一般無腥臭味。這一點可以供鑑別。

(b)月經不調與白帶過多的危害

如果是未婚少女，若月經不調則往往會伴隨著經痛，每當月經來臨前或行經之中，常有小腹疼痛和兩乳脹痛。若長期都得不到緩解，就會使女性產生心理上的障礙，並懼怕月經的到來；有些月經不調的病人甚至還會導致不孕症。

如果是荷爾蒙失調所致的白帶過多，問題不算太大；但若為子宮頸炎或子宮頸糜爛所致，問題就較為嚴重了。如前所述，這兩種婦女病與子宮癌的關係密切，加上白帶會帶有腥臭味，也會給婦女帶來嚴重的心理障礙，有些人甚至會因此不敢走出家門。

✿③真珠粉對治療婦女病有良好的效果

在傳統的中醫學中，真珠粉用在美容和婦女病的治療上是最多的，所以，在這方面取得了很好的經驗，而歷代古籍對此也多有記載。現在醫學根據中醫的理論，把真珠粉用於以上婦女病的治療時，也取得了令人滿意的療效。

(1)對子宮頸炎和子宮頸糜爛的治療

對於病情相對較輕的子宮頸炎來說，一般經由口服真珠粉進行治療即可；但對子宮頸糜爛的患者，則必須用口服加外用真珠粉的方法來進行治療。河北省立醫院婦產科的唐增軍教授，對真珠粉治療子宮頸糜爛的療效進行了深入研究，並與西藥「洗必泰栓劑」進行了比較。

在用真珠粉治療的六十四例子宮頸糜爛的患者中，I度糜爛者為二十二例，II度糜爛者為二十例，III度糜爛者為二十二例。治療方法是先用一比五千的高錳酸鉀溶液坐浴三天，然後，用乾棉球把陰道分泌物擦淨；再用二比一千的苯扎溴銨（Benzal Konium, bromide，又譯為「新潔爾滅」）消毒後，將真珠粉〇・一～〇・二克，均勻地噴灑在子宮頸糜爛面上。每日一次，十天為一療程，每個療程結束後，間隔七～十天，再進行下一療程。治療期間禁止性生活，每次上藥時避免窺陰器碰傷子宮頸黏膜面。

同時，作為對照，也用洗必泰栓劑（一種抗菌消炎的西藥）來治療三十位患有子宮頸糜爛的患者。其中，Ⅰ度糜爛者有九例，Ⅱ度糜爛者有十二例，Ⅲ度糜爛者有九例。治療方法與前述相同，只是把真珠粉改為洗必泰栓劑，療程及療程之間的間隔時間，也與真珠粉療法相同。結果如下：

由以上表格中的結果可以發現，真珠粉的總治癒率為百分之五十八，遠遠高於洗必泰的百分之十三。

另外，真珠粉治癒的總有效率為百分之九十七，而洗必泰治療的總有效率則為百分之七十，亦遠低於真珠粉的有效率。

由此可見，無論是治癒率還是有效率，真珠粉對子宮頸糜爛的療效，都明顯優於西藥洗必泰劑。用真珠粉治療子宮頸糜爛，不僅有效率高達百分之九十七，而且還有其他優點，如局部損傷小、不易合併感染、患者沒有不適感、癒後不留疤痕等。如果能同時

真珠粉末與洗必泰栓劑對子宮頸糜爛的療效比較：

分度	真珠粉末組		治癒率	洗必泰組		治癒率
	例數	治癒數	%	例數	治癒數	%
Ⅰ	22	19	86	9	1	11
Ⅱ	20	14	70	12	3	25
Ⅲ	22	4	18	9	0	0
合計	64	37	58	30	4	13

配合口服真珠粉，就可以增強機體的免疫力，效果會更加顯著。

(2) 對月經不調的治療

經藥效學研究證明，由真珠粉的有效成分製成的真珠粉注射液，具有良好的止血作用和促進子宮收縮的功能，這是真珠粉用以治療月經不調的基礎；同時也發現了真珠具有鎮靜安神的效果，所以，真珠治療月經不調的機制，可能與其調整神經——內分泌腺的作用有關。

大陸有多家醫院，對真珠注射液治療子宮出血的療效，進行了研究，結果發現，真珠對功能性子宮出血和流產手術後出血，均有較高的療效，有效率一般在百分之九十以上。

同時，這些單位還把真珠療法與其他止血療法進行了比較，結果以真珠的療效最好。（參閱下頁表格）

由以上各種療法的比較來看，以真珠療法的有效率最高，另外，激素對月經不調的有效率也比較高，達到了百分之八十點三，但由於激素對人體的副作用較大，故不真珠注射液治療子宮出血的療效統計：

單位	總例數	療效（倒數）			有效率（%）
		顯效	有效	無效	
國際和平婦幼保健院	214	150	39	25	88.32
上海市第三人民醫院	159	76	42	41	74.21
解放軍總醫院	148	81	54	13	91.22
廣州軍區總醫院	229	82	122	25	89.08
廣州軍區一九七醫院	115	78	34	3	97.39
廣州軍區一六九醫院	101	67	24	10	90.10
合計	966	534	315	117	87.89

真珠注射液治療子宮出血與其他療法比較：

類別	療法	總例數	療效（例數）			有效率（%）
			顯效	有效	無效	
功能性子宮出血	凝、止血劑、宮縮劑	44	11	19	14	68.1
	中醫處方	41	9	18	14	65.1
	甾體激素	42	14	21	7	83.3
	真珠注射液	47	15	27	5	89.3
流產手術後出血	凝、止血劑	28	6	16	6	78.5
	中醫處方	11	3	3	15	59.5
	真珠注射液	30	10	17	3	90.0

宜過多使用；而真珠則沒有毒、副作用。

需要指出的是，在利用真珠治療月經不調或子宮出血時，一般都用真珠注射液，這並不是說口服真珠粉沒有療效，主要是因為注射劑的見效較快，而出血又是較為急迫的一種病情，需要盡快止血，所以在治療上多選用見效快捷的真珠注射液。

事實上，中醫在治療一些慢性的月經不調時，一向是用真珠粉口服進行治療，口服的療效雖慢一些，但可以更全面地調整全身的狀況，使疾病從根本上被治癒。因此除非是比較急迫的出血，對於一般的月經不調症狀，我們一般都建議口服真珠粉。

(3)對白帶過多的治療

真珠粉治療白帶過多的原理，主要在於其能夠有效地治療子宮頸炎和子宮頸糜爛。

對於內分泌失調導致的白帶過多，真珠粉可以透過調整內分泌達到消除白帶的療效。

綜合以上本章的內容，真珠粉至今仍活躍在其傳統療效的領域，無論是作為一種食品，還是作為一種藥品，真珠粉在美容和治療婦科疾病上，有著其他藥物所不可替代的作用。現代研究不僅證實了真珠粉在女性問題上的療效，而且揭示了真珠粉治療女性疾病和美容問題的機理，證明了古人所說的，「真珠粉乃婦科聖藥」的論斷，是完全正確的。

專欄　現代常用真珠處方

一、真珠粉外用合劑，治療子宮糜爛、下肢潰瘍、刀傷出血、濕疹和燙火傷：

真珠粉30%　赤石脂粉17%　龍骨粉25%

冰片粉25%

以上各藥碾為粉末抹於患處，一日一次，每次用十克左右。

二、胃及十二指腸潰瘍合劑：

真珠粉6%　甘草20%　白芨18%　黨參10%

元胡6%　白芍17%　牡蠣11.3%　海螵蛸11.7%

以上各藥研粉打片做成蜜丸，每天二次，每次三至五錢（10～15克）

三、肝炎配方：

海參一斤，煮融，加蜜糖半斤，白糖一斤，和真珠層粉三十克，攪勻，每天二～三次，每次服用一茶匙。

四、心絞痛配方：

人參二分（0.6克）、三七二分（0.6克）、真珠粉二分（0.6克）

每當心絞痛發作時服用，也可長期服用，有預防心絞痛發作的療效。

五、腦震盪後遺症配方：

真珠層粉三～五分（1～1.5克），硃砂少許，放入豬心燉服。

六、失眠、神經衰弱方：

單用真珠粉或真珠層粉三～五分（1～2克）

第 4 章

現代研究
揭示出真珠粉的
多元療效

困擾現代人的文明病

隨著時代的變遷、社會的發展，科學技術將人們帶入了物質產品極為豐富的現代生活。現在的物質文明較之於過往，已不可同日而語，與此同時，醫學水準也較以往有了很大的進展。

伴隨著這些條件的變化，人類的疾病也與過去大為不同，以前的疾病主要以細菌感染性疾病、飢餓、營養不良等疾病為多，現今這些疾病已不再是醫學上的難題，無論是用中醫治療，還是用西醫治療，效果都很好。

然而，醫學的進步卻未能阻止新疾病的出現。現代社會的病種較之於過去，種類更多，病情更加複雜，治療難度更大，有些疾病甚至連機理都未能研究清楚。在這些新的疾病中，目前人們較為關注的是所謂的「文明病」。

✿①文明病的種類

文明病是生活條件富足的產物。

文明病其實並不是一個嚴格的說法，文明病的意思是指由於社會文明的進步所帶來的疾病。社會的文明進步主要表現在物質和精神兩個方面，就現代社會的狀況來說，物質文明是非常的進步和發達，但與之相應的精神文明卻較為滯後。為什麼這麼說呢？其實這種狀況也是大家有目共睹的，例如，現代人都不愁吃穿，工作時也不需要勞動過多的體力，很多事情都可由自動化的機器替代。總之，物質上是比較富足的。但另一方面，人的精神生活卻比較空虛，很多人都會覺得精神茫然，前途渺茫。

這種物質豐富、心靈空虛的生活所造成的現代社會疾病，主要是機理複雜的疑難病症，如冠心病、糖尿病、動脈硬化等。

其實，富足的生活引發文明病泛濫的問題比比皆是，像是發生於諾魯國的事件，就是一個著名的例子。

諾魯是南太平洋上的一個島國，在本世紀五十年代之前，該國的居民主要以捕魚為生。由於生活條件艱辛，諾魯人長年乘風破浪，辛苦勞作，但卻仍然過著食不裹腹的生活。那時的諾魯人，雖然辛苦，卻沒有什麼太大的疾病。但在本世紀五十年代後，由於島上發現了豐富的磷礦，諾魯人在一夕之間便成了暴發戶。從此，他們再也不用在海上辛苦捕魚，市場上有的是進口食品。他們吃的是西化的食物，喝的是可樂，由於缺乏體力勞動，諾魯國的肥胖者比比皆是，因此而導致了糖尿病在該國泛濫，發病率由以前的零，變成了現在的百分之二十，成為該國死亡原因的首位。

可見，富足的生活會導致現代文明病，並不是虛妄之談。

✿②現代社會的架構，是文明病泛濫的原因

與過去較為艱苦的生活環境相比，現代社會的架構有了極大的改變，主要有以下幾個特徵：

(a)精神壓力增大，人際關係複雜。

(b)飲食結構西化，吃進過多高熱量食物。

(c)體力勞動強度減少，腦力勞動增強。

(d)各種營養物質攝取不夠均衡，食肉多而食蔬菜少。

(e)煙酒成為生活中較多的消費品。

(f)物慾增加，為了保持和提高原有的生活條件，不得不絞盡腦汁，勾心鬥角。

(g)工業廢氣、汽車廢氣，導致大氣汙染嚴重，人們難以呼吸到新鮮的空氣。

(h)服用過多的化學藥品，甚至對之產生依賴。

(i)不安全感增加，對別人缺乏信任，真正的友情已難以尋找，很多關係是依存於金錢之上。

(j)電視成了比重最大的娛樂方式。

以上十個方面，構成了國人的現代基本生活架構。這個架構，是導致現今文明病泛濫的原因。

例如，物慾的驅使，使獲得較好的工作機會如同生存競爭般殘酷。為了保有一個職位，就要忍受老闆的吹毛求疵、同事間的勾心鬥角、旁觀者的冷嘲熱諷，而親友的殷切期望也是不小的壓力。所有這一切，往往會造成人的精神緊張、不安、失眠乃至患上疲勞綜合症候群。進而引起文明病中的高血壓、心臟病、精神病等。

如果把壓力的減輕寄託於煙、酒之上，就會導致癌症、血管硬化、腎病、肝硬化等。所以說，正是現代社會的架構，才使得現在的文明病泛濫。

✿③真珠可以有效地防治文明病

文明病是由現代社會的大環境所造成的，也可以說，是一種歷史發展的必然趨勢，要想完全防止文明病的發生，可以說是不可能的，除非整個社會環境發生根本性的改變。因此，我們能夠預見，在今後若干年內，文明病仍會持續困擾著現代人。

患有上述文明病的人都知道，現代醫學對這些疾病，是沒有什麼好的治療辦法的，像高血壓、動脈硬化以及糖尿病，都是醫學上的終生性疾病，沒有根治的方法。

雖然文明病多而且嚴重，但並不是說人類就沒有辦法能對付它們。一方面，不斷進步的醫學，在將來的某一天或許能根治這些文明病；另一方面，人們可以利用現有的知識，去防止這些疾病的發生，或是防止已發病者的病情進一步惡化。就後者來說，現代醫學已發現了對抗文明病的良方，那就是真珠。

能夠發現真珠可以防治文明病，也是藉由古代中醫文獻所提供的線索，如《本草綱目》中所記載的「真珠，鎮心，安魂魄」就是真珠防治文明病的依據之一。

如前所敘，文明病的重要特徵是由「心病」所引起的，也就是因精神、心理因素所造成的。真珠雖無力改變現代社會的架構，但卻可以防止人們因此而產生疾病。例如，真珠有良好的鎮靜安神作用，可減輕人們在心理、精神上的緊張，由此而防止高血壓、失眠、疲勞綜合症候群的發生。

另外，對於已經發生的現代病，真珠也有治療的作用，像真珠藥理研究所揭示的，它能夠清除血液中的過氧化脂質，從而使冠心病、高血壓、動脈硬化等病症得到治療。

總之，就大陸構成醫學機構的研究資料和筆者的臨床經驗來看，真珠對以上各種文明病，都具有良好的防治效果，在本章之後的介紹中，讀者朋友將能清楚發現這一點。

真珠粉對心、腦血管疾病的防治作用

心、腦血管疾病是現代文明病的重要組成部分，疾病的種類繁多，任何一種心、腦血管病，對人類的健康，都有著極大的危害。目前在中國大陸，腫瘤是死亡原因的第一位，緊隨其後的便是心、腦血管疾病。雖然死亡率比腫瘤稍低，但近年來，心、腦血管疾病的發病率越來越高，大有超越腫瘤之勢；另外，心、腦血管疾病不僅死亡率高，其致殘率也是各種疾病中最強的，常見的中風致癱，實際上就是心、腦血管疾病的一種。因此，對於心、腦血管疾病，任何人都不能掉以輕心。

✿①心、腦血管疾病的特點

心、腦血管疾病屬現代文明病，因而具有文明病的所有特點，包括：

＊精神壓力持續得不到消除是其誘因；

＊西化飲食，攝取過多高熱量食品是其主要根源；

＊缺乏運動鍛鍊是發生心、腦血管疾病的條件；

在以上三個文明病的共有特點之外，心、腦血管疾病還有以下一些特徵。

＊疾病的形成過程比較漫長，一般是在中年、壯年時發病；也就是說，心、腦血管疾病在人的事業處於鼎盛時期時，發生率最高。

＊大部分沒有終結性療法。所謂終結性療法是指，用某一種藥物就能夠使其得到

根治。以最常見的高血壓來說，目前西醫化學療法，雖然可以使血壓迅速下降，但必須終生服藥，一但停止服藥，血壓就會回升。

＊對於心、腦血管疾病最有效、最徹底的治療方法，就是綜合飲食、運動、天然療法三者。關於這一點，以下我們將做詳細討論。

總之，心、腦血管疾病一旦發生，就應認真的看待之，否則，其結果將會是相當嚴重的。

✿②綜合療法是防治心、腦血管疾病的根本法寶

心、腦血管疾病，是因長期精神緊張、飲食過多熱量、缺乏運動所造成的，所以形成之後，會在血管中產生很多不純的物質，如過氧化脂質、膽固醇等，這些不純的物質，會進一步影響到血管、心臟、腦組織的改變，最常見的就是動脈硬化和高血壓。如果血壓過高，就會導致血管破裂，這樣的情形若發生在腦部，就是中風；由於血管硬化後，血管腔會變窄，如果窄到血管不通的時候，就會導致缺血，若這樣的情形發生在心臟，就是心肌缺血、梗塞並引發心律失常。

透過以上對心、腦血管疾病的解說，讀者朋友可以發現，引起心、腦血管疾病的根本原因，就在於血液中所含有的不純物質。

您也許會問，既然知道了心、腦血管疾病是由血液中的不純物質所引起的，那麼，將其除去不就可以了嗎？

不錯！現代醫學治療心、腦血管疾病的思路就是如此。然而，非常不幸的是，這些血中的不純物質，非常難以除掉，這就是心、腦血管疾病為什麼難治的原因。

鑑於西醫所用的藥物，都是化學合成藥，雖然可以針對某一種症狀有較好的療效，但這些藥物進入血液後，往往會使得血液更加不純，因此，西醫至今也沒有找到清除血液中不純物質的好辦法。

大陸醫學界對心、腦血管疾病進行了深入的研究，根據中醫治病求本的思路，並發揮中藥沒有毒、副作用的優勢，終於發現了能克制血中不純物的方法，概言之，就是飲食、運動、天然療法三管齊下。

*飲食療法

凡是患有心、腦血管疾病的患者，一旦檢查確定之後，就應該要立即注意自己的飲食，在具體的要求上有六點：①進食低熱量飲食；②儘量以米飯為主食，少吃麵食；③多吃蔬菜，且品種越雜越好，像馬鈴薯、空心菜、茄子、豆芽等，均應列為主要的副食；④忌吃肥肉、動物內臟，這些食品含有過高的膽固醇；⑤適量進食魚、瘦肉等優質蛋白食品，但不要過量；⑥少吃鹽。

總之，要恢復中國的傳統飲食習慣，並以清淡為宜。如果能做到這樣的飲食要求，並長期堅持下去，即使不吃藥，也會有一定的治療作用；至於未患心、腦血管疾病的人，也可藉此來防止心、腦血管疾病的發生。

*運動療法

缺乏運動是很多心、腦血管疾病患者的共有特點；通過運動療法，可以消除體內過多的熱量，並恢復身體各個器官的功能，尤其對於心臟的功能有好處。

但對於已患病者需要注意，開始的運動量不宜過大，否則會引起心跳過快和血壓過高。因此，在運動方式上要有所選擇，以中國傳統的太極拳和五禽戲最佳，也可以選擇散步或慢跑，總之，運動量應由小到大，循序漸進，切不可求功心切而運動量過大。

在運動時間上也有一定的講究，一般來說，早晨以慢跑或散步最好；下午黃昏的時候，運動量可稍大一點。

＊天然療法——真珠療法

如果說飲食和運動是治療心、腦血管疾病的基礎，那麼，天然療法則是心、腦血管疾病的終結療法。

大陸醫學機構根據中醫的理論及古代文獻提供的線索，發現真珠是治療心、腦血管疾病的良藥。

由於真珠是由動物體內天然產生的，對人體沒有毒、副作用，因此我們把真珠治療心、腦血管疾病的療法，稱作天然療法，以區別於西藥的化學療法。

大陸透過綜合以上三種療法，在治療心、腦血管疾病的療效上，明顯優於單純使用西醫療法，下面就讓我們來看看，真珠是如何治療心、腦血管疾病的。

✿③真珠是心、腦血管疾病的終結療法

可以毫不誇張地說，真珠現代藥理研究的發現，為廣大心、腦血管疾病患者，找到了一個令人興奮的終結療法。據筆者的臨床經驗和掌握的資料可得知，真珠對各種心、腦血管疾病都有很高的療法。

(1)對高血壓的治療

高血壓是最為常見的一種心、腦血管疾病，其危害相當嚴重。在中醫看來，高血壓屬於肝陽上亢所致，而真珠粉則是鎮肝潛陽的良藥。看過中醫的高血壓患者可能知道，中醫在治療高血壓的處方中，真珠粉是必不可少的主要藥物。

有一組研究報導指出，單純利用真珠粉治療高血壓五十九例的結果，其中五十四例獲得了顯著的療效，血壓得以恢復至正常水平；另外五例雖未完全恢復正常，但血

壓也有明顯下降的趨勢。

利用真珠粉降壓的方法是：口服真珠粉，每次服用二克，每日服三次。血壓下降後，再持續服用三～五個月，即可使症狀得到控制。

真珠粉降血壓的優點在於，它是一種純天然物質，沒有副作用，因而非常安全，這一點是任何西藥都無法與之比較的。大家都知道，西藥降血壓也有很好的療效，但副作用較大，最近的科研報導指出，常用的β—受體阻斷劑（一種常用的降壓西藥），可能是導致高血壓患者猝死的原因。由於西藥降壓的不可知因素過多，因此筆者建議，凡是血壓尚未高到足以引起中風的程度時，應以真珠粉降壓為主；如果血壓高到足以引起中風時，則應用西藥先把血壓降下來，然後再服用真珠粉，並逐步減少西藥的用量，以確保萬無一失。

(2) 對心律失常的治療

心律失常是心血管疾病患者猝死的主要原因之一，其發生的機理在於，心藏的起搏功能或興奮傳導的功能失常，以致於心臟跳動異常，有的表現為心跳過快，有的表現為心跳過慢，有的則表現為心跳的節律不齊。

在心臟的起搏和興奮傳導中，微量元素之間的恰當比例關係，有著重要的作用，若比例失調，就會出現心臟時跳時停、或快或慢的失常現象。

真珠粉可以治療心律不整，是由眼科醫生發現的。廣州市八家醫院在用真珠粉治療白內障時發現，患者在白內障消失的同時，一些兼有多年服藥未癒的心律失常患者，其心律不整也被治癒。因此而引起醫學界的矚目，並在臨床上進行了深入的研究，證實真珠粉治療心律失常的機制在於其中所含的微量元素。

醫學界進而將真珠粉專門作為治療心律失常的藥物，也取得了滿意療效。有學者選取了各種原因所致的心律失常患者三十例，單純服用真珠粉六個月，每次服用二克，每日三次；服用期間，停止服用西藥，治療結果如下。

由下頁表格可見，真珠粉在對各種原因所致的心律失常的治療中，三項指標的檢查分別達到百分之八十四點一、百分之八十八、百分之九十一點五的有效率，這個療效是高於西藥治療的。

進一步的研究還發現，服用真珠粉的時間越長，療效越鞏固，發生猝死的可能性

心律失常的類型	病例人數	改善的指標	總有效率	病因
心室早搏	21	心律	84.61 %	功能性冠心病、心肌炎後遺症、高血壓合併冠心病、神經衰弱、更年期綜合症。
心房早搏	2			
房顫	1	自覺症狀	88 %	
多發性室早搏	1			
竇性心動過速	2	心電圖	91.5 %	
更年期障礙	2			

也趨小，這與真珠粉是一種純天然的藥品有很大的關係。

(3)對動脈硬化的治療

動脈硬化也是一種令現代醫學頭痛的疾病，不僅是因為它難以治療，更因為動脈硬化是很多疾病發生的原因，前述之高血壓、心律失常也都與動脈硬化有很大的關係。在治療上，現代醫學至今還沒有找到一種可以使血管軟化的化學藥物，而真珠粉則是新近發現的一種對硬化的血管有效的天然藥品，可以說是治療動脈硬化的一支生力軍。

真珠粉能軟化血管的原因，在於它可以清除血清中的過氧化脂質，透過清除血液中的不純物，它還遏制了動脈硬化的進一步發展，因此，真珠粉既有預防動脈硬化的功能，又有治療動脈硬化的效果。

另外，由於血液的純化，其黏度也降了下來，因此可以避免血管栓塞的危險。

需要指出的是，儘管真珠粉有軟化血管的作用，但其療效的獲得並不是一天之內就可見效的，這就如同動脈發生硬化的過程一樣。眾所週知，動脈硬化一般發生於四十歲以上的中老年人，其發病過程往往長達二、三十年，因而，要想在短期內治癒動脈硬化，是一種不切實際的想法。根據筆者的臨床經驗，服用真珠粉連續一年以上者，方有血管軟化的跡象。這對患者來說，已是十分難得了，因為動脈硬化是一種惡性循環的過程，隨著時間的推移，血管會越來越硬，直至血管破裂發生腦中風。在服用真珠粉後，能中止硬化，並慢慢軟化血管，這實在是非常的不容易。

總括來說，真珠粉是迄今為止，是最有希望根治心、腦血管疾病的藥品，儘管真珠粉也有其不足之處，如療程較長、見效緩慢等，但這些不足主要是因心、腦血管疾病的特點有關。真珠粉同時還具有其他藥物所沒有的優點，如長期服用沒有副作用，對全身機能都有調節作用等，真珠粉的這些優點，在治療心、腦血管疾病時，顯得尤為重要。正是在這個意義上，筆者可以非常負責任地講，真珠粉是心、腦血管疾病的終結療法。

真珠粉能修復胃跟十二指腸潰瘍

✿有壓力病之稱的胃跟十二指腸潰瘍

胃潰瘍、十二指腸潰瘍素有壓力病之稱，意思是說，當精神壓力持續而大量地積存時，人的胃及十二指腸會變得十分脆弱。因為，持續的精神緊張和沈重的心理壓力，會使身體內的血液大量流向大腦和肌肉組織，結果消化系統因得不到足夠的血液，而變得脆弱不堪。實際上，這是人類在億萬年的進化過程中，所形成的一種自我保護反應。

古人的生存環境險惡，當遇到危急的情況時，保護生命是自然的本能，所以當務之急就是要把有限的營養，送到可以逃命的大腦和肌肉中去，肚皮中的事是次要的，暫時也就顧不上了。

這種本能的反應一直遺傳下來，並顯現在現代人的身上。

現代人所承受的壓力不僅與生命安全有關，更與社會生活中會出現的各種狀況有關。例如工作進展不順利、上司對自己不滿意、與同事關係不融洽、夫妻之間出現感情危機、兒女不求上進等等，諸如此類的問題均會導致精神、心理上的巨大壓力，致使消化系統的血液循環減少，胃和十二指腸的黏膜便因得不到營養而容易受到損害。

由於胃中有消化力很強的胃酸，而各種消化液又主要分泌到十二指腸中（如胰臟分泌的胰液），所以，當消化道缺血時，胃和十二指腸便最容易發生潰瘍。

最近有一種新的理論認為，胃和十二指腸潰瘍的發生原因，是由於一種名為螺旋桿菌的細菌所致。這種細菌在消化道缺血時，會引起胃和十二指腸發炎，同時產生大量的自由基，使胃和十二指腸發生潰瘍。

不管什麼理論，咸都認為胃腸道供血不足以致抵抗力下降，是胃及十二指腸潰瘍的根本病因。

✿ ②真珠粉對胃及十二指腸潰瘍均有效

大陸醫學界已將真珠粉作為一種常用藥，用以治療胃及十二指腸潰瘍。真珠粉透過三種機制，得以修復胃和十二指腸潰瘍。

(1)消除精神緊張

雖然真珠粉無法改變一個人所處的社會環境，但它卻可以使人的緊張情緒得到調整和改善。

中醫自古就把真珠粉作為一種鎮靜的安神藥，用於精神緊張所致的失眠症上。一些神經衰弱患者在服用真珠粉後，不但失眠症狀得以改善，連心理情緒都得到好轉。

透過鎮靜安神作用，真珠粉解除了胃、十二指腸潰瘍的發病根源。

(2)促進膠原細胞增長

前面介紹真珠粉美容時有提到，真珠粉有促進新皮再生的作用，其原理就在促進膠原細胞的增殖。胃及十二指腸的黏膜下，也是由膠原細胞所構成的，當局部發生潰瘍時，真珠粉會透過促使膠原細胞增殖，以達到修復潰瘍面的作用。

(3)清除自由基

自由基的存在，是胃、十二指腸潰瘍遲遲不能痊癒的原因之一，因為自由基的活性很大，可以與身體內的許多細胞發生反應。螺旋桿菌會使胃、十二指腸潰瘍面的自由基增多，損傷胃及十二指腸壁。服用真珠粉後，通過它對自由基的清除，可避免胃、腸壁的進一步損壞以恢復自癒力。

除了這三個主要機制外，還有一個原因也不應忽略，那就是真珠粉中所含的微量元素——鋅。鋅有抑制炎症的作用，當真珠粉抵達潰瘍面時，鋅元素可以有效地促進傷口癒合。

✿③利用真珠粉治療胃、腸疾病的具體方法

用真珠粉治療胃腸道疾病時，必須掌握正確的方法，才能有好的療效。

如果是單純的胃、十二指腸潰瘍，就應空腹且大量地服用，一般每次可服用五～十克，每天服用二次。

如果兼有萎縮性胃炎及胃酸分泌不足，則應飯後服用，劑量也要少一些，一般是每日口服三次，每次一克。兒童則可以服用真珠粉膠囊。

如果兼有食道炎，則可以把真珠粉調成糊狀吞服，一次服二～三克，一般服藥三～五次就會有顯著的療效。

如果兼有胃出血不止，則應用真珠粉五～十克，乾吞或調成糊狀吞服，不論何者都有極佳的止血效果。

如果因為胃腸潰瘍導致口臭，可以在口服真珠粉的同時，用真珠粉溶液漱口，每日三次，每次用〇・五克。

需要特別強調指出的是，胃腸道疾病的治療，不能僅僅依賴真珠粉，要想徹底治好胃潰瘍、十二指腸潰瘍，還必須調整好自己的精神狀態。鑑於胃腸道疾病有壓力病之稱，每一位患者都應有樂觀的心情、寬宏大量的處世態度，不要把生活中的消極因素看得過重，要減輕自己的壓力。惟有如此，才能更好地發揮真珠的療效。

真珠粉對糖尿病的治療

✿①說現代人營養不良並非虛妄之談

現在的醫學知識已較為普及了，一些疾病的患者，對所患的疾病十分關心，因而想要瞭解某一疾病的願望也十分強烈，尤其是那些慢性病患者，對自己所患的疾病可以說是瞭如指掌。

可能每位糖尿病患者都知道，糖尿病是進食高熱量食物太多所致，這是無可爭議的事實。糖尿病俗稱「富貴病」，是因吃了過多美食、肥胖等因素所導致的現代文明病之一。然而，現在有一種新觀點認為，糖尿病是營養不良所致。不用說，一般民眾，即使是從事醫學研究多年的筆者，在第一次聽到這種說法時，也認為是虛妄至極的觀點。但在瞭解其具體內容後，我發現這種說法確有其根據。

這種觀點並不是說現代人的能量攝入不足，而是說現代人的營養失衡，進而導致某一種或幾種營養素的不足，因此才會說糖尿病是營養不足所致的一種疾病。這是十分科學的一個說法。

眾所週知，現代社會自進入民國七、八十年代以後，國人的飲食已普遍歐美化，過多地攝入了動物脂肪、高熱量的碳水化合物，再加上加工食品的泛濫和運動不足，結果就是容易導致肥胖，而肥胖是導致糖尿病的重要原因之一。與高熱量食物過多相反，現代人對五穀雜糧、蔬菜、纖維性食品的攝入嚴重不足，這些在過去被視為貧窮標誌的食品，實際上在維護身體健康上，有著非常重要的作用，例如，微量元素的來源主要就是靠這些食品；纖維性食品對於純化血液有重要作用；雜糧可以降低血液中糖分的濃度等。由於缺乏這些人體必需的物質，加上高熱量食物的泛濫，因而導致近年來糖尿病患者急驟增加。

看來，說現代人營養不良，確實是很有道理的。

✿ ②糖尿病沒有決定性治療法

過食所致的肥胖，不單是脂肪過多的問題，還會引起新陳代謝的異常，而步入糖尿病發病前的蟄伏階段。

當然，糖尿病的原因還包括遺傳、偏食、壓力、運動不足等，但中老年人的糖尿病，大都是由肥胖所引起的。

糖尿病的可怕之處在於，它會引起各種併發症。當血管中的糖分過多時，就會對血管的內皮細胞產生損害，而引起動脈硬化。動脈硬化就是造成腦梗塞、心肌梗塞、高血壓的主因。

造成糖尿病死亡的原因有百分之七十即為動脈硬化。此外，由於對細菌的抵抗力減弱，所以即使是一點點的傷口，也會引起化膿；同時也容易罹患肺炎或結核。

國人罹患糖尿病的人數近年來有大幅度的上升，而潛在的患者更是為數驚人，如果這些人不儘早採取對策，很快就會發展成糖尿病。

糖尿病的治療基本上是以飲食療法和運動療法為主，雖然至今在醫學上還未發現決定性的療法，但如果在實行飲食、運動療法的同時，配合服用真珠粉，就可以輕鬆地控制住糖尿病。

關於真珠粉治療糖尿病的作用，早在《本草綱目》中就有記載，其中有「真珠，療消渴煩熱」，消渴也就是現代所說的糖尿病，煩熱是指大多數糖尿病人所具有的症狀，他們並因此而要大量飲水。現代醫學根據這一線索，在科學上證實了真珠粉確有改善糖尿病症狀的作用。

✿ ③臨床證實真珠粉有降血糖的作用

河北省石家莊市第三人民醫院，採用西藥與西藥加真珠粉來治療糖尿病，每組各三十例病人，兩組在治療前均停用一切藥物，並化驗了各項指標後開始服藥對比，一個月為一個療程。第一組為純西藥組，口服「優降糖」、「降糖靈」。第二組在服用上述兩種西藥的同時，加服真珠粉，用量為每次〇・三～〇・五克，每次三次。結果如下：

(1)症狀的改變

第一組在服藥後，自覺症狀的改善不明顯；而第二組在服藥後十天左右，口渴消失，無力、胸悶、心悸等症狀也有不同程度的改善。尤其是那些糖尿病合併有早期白內障、視力下降的患者，在服藥二個月後，視力出現了明顯的好轉。

兩組治療前後，空腹血糖變化（單位：mmol/l）：

組別	例數	治療前平均血糖值	治療後平均血糖值	平均下降值
第一組	30	14.11 ± 4.39	11.72 ± 4.03	2.41
第二組	30	13.96 ± 4.52	8.96 ± 3.25	4.21

(2)空腹血糖的改變

糖尿病的主要特徵就在於患者的血糖濃度過高，因此，降低血糖是治療糖尿病的首要目標。

兩組治療前後，空腹血糖變化如上表。

結果說明第二組的血糖值下降幅度比第一組大。

以上兩個結果表明，真珠粉與西藥合用治療糖尿病的療效，要高於單純用西藥治療，不但是血糖下降的較為明顯，而且在改善病人自覺症狀方面，也要優於單純用西藥治療組。

由此可見，真珠粉有協同西藥治療糖尿病的作用。那麼，單獨用真珠粉來控制糖尿病是否可行呢？

安徽醫科大學的朱永葆主治醫師，對此進行了研究。

他選擇了一些初次檢查出患有糖尿病的患者，共二十一例，由於是第一次被查出，所以在以前未曾服用過任何治療糖尿病的藥物。

他讓這二十一例患者每日服用三次真珠粉，每次服用一克，口渴症狀明顯和視力下降的病人，每次則多服〇・五克，每個療程持續十五天，共治療三個療程。同時，對病人的飲食進行監控，禁吃動物脂肪，並限制熱量的攝取，再加上適當的運動。

結果，二十一例病人在經過三個療程之後，各種症狀全部消失，十九例患者的血糖恢復正常，另外二例患者的血糖雖未恢復正常，但也有一定程度的下降。

這個結果是非常鼓舞人心的，因為這說明了真珠粉故老相傳的療效是確實存在的。

✿④真珠粉治療糖尿病的原理

眾所週知，人體內降低血糖的物質是一種名為胰島素的荷爾蒙，既然真珠粉可以降低血糖，並改善糖尿病的症狀，自然會讓人聯想到，真珠粉是不是含有胰島素的成分呢？

研究發現，真珠粉並不含有胰島素的成分，它之所以能降血糖，是因為它能調節人體脂肪代謝。

胰島素降血糖是透過兩個途徑，一是直接作用於人體細胞，使細胞加速消耗血中糖分；另一途徑是抑制脂肪分解成脂肪酸的過程，進而使血糖下降。其中，胰島素主要是以第一個途徑來降低血糖。

真珠粉則有抑制脂肪酸產生的作用，換言之，真珠粉是藉由胰島素的第二種降糖途徑來產生效果的。

所以說，真珠粉中雖不含胰島素，但卻具有與胰島素類似的功能。

另外，真珠粉中含有微量元素鉻，體內若缺少鉻元素，血糖就會上升，因此真珠粉透過其所含的鉻元素，也可以達到降低血糖的目的。

動物實驗還證實，鉻元素是胰島素的輔助因子，對於維持糖代謝是必需的，補充動物體內的鉻元素，可以矯正血糖過高的病症。

由此可知，真珠粉作為糖尿病的治療用藥和輔助用藥，是有現代科學依據的。

✿⑤真珠粉沒有降糖西藥的副作用

現代的醫學已非常的進步，雖然還沒有決定性的療法可以治療糖尿病，但在控制血糖方面的療效是相當不錯的。其中最常用的藥物為口服降糖藥和人工胰島素，這兩種藥物都有很好的降糖效果，也能很快見效。

但這兩種藥都是化學合成品，無法避免會對人體產生副作用，其中最主要的副作用就是低血糖反應

低血糖是指血液中糖分過少，以致不能滿足機體生命活動的需要，患者因而出現頭暈乏力、肌肉顫抖，甚至發生暈厥的症狀。低血糖的這些症狀有時是致命的，比方說，如果正在穿越馬路時發生暈厥，就會相當危險。

之所以會出現低血糖這個嚴重的副作用，是因為降糖藥和胰島素是單一作用於高血糖的，因而其效力十分強大，只要服藥稍微過量或是服用方法不當，就會使血壓中的糖分下降過度。

但服用真珠粉則完全不會有這種副作用，臨床和動物實驗都證明，真珠粉不會使

血糖一下子就下降太多，它的作用非常溫和，效力的發揮也是緩慢而持久的，由這一點來看，天然藥物的效果，還是比較符合人體自然規律的。

此外，真珠粉中的成分十分複雜，各種成分之間具有相輔相成的特點，因而，它對糖尿病的治療，不僅僅是作用於血糖上，而且是對全身各個臟器都有作用，由此也可避免產生糖尿病的併發症。

✿⑥對糖尿病患者的忠告

鑑於近年來糖尿病患者越來越多，發病的年齡也趨於年輕化，加上糖尿病的嚴重危害，所以我希望每一位糖尿病患者，都能萬分重視此病的治療。

各個糖尿病患者的病情都是不一樣的，因此，在利用真珠粉治療糖尿病時，具體的服用方式、劑量等，也會有所不同。筆者根據近年來的觀察成果，在此向各位糖尿病患者提出以下建議：

(1)凡是身體肥胖，初次檢查出糖尿病，屬於非胰島素依賴型的患者，應先進行飲食控制和運動療法，並同時服用真珠粉，每日三次，每次一克。儘量不要服用口服降糖藥和注射胰島素。依筆者臨床工作的經驗證明，很多這種類型的患者，在用以上方法治療後，效果令人非常滿意，所以，不要因為發現糖尿病而急急忙忙地服用降糖藥或注射胰島素。

(2)凡是年齡較大的患者，不論是否有在用西藥治療，都應服用真珠粉來作為輔助療法，這樣可以減輕發生併發症的危險。

(3)糖尿病孕婦應以真珠粉為主來控制糖尿病。如果控制不力，可加用胰島素，切不能用口服降糖藥，因為這種藥會傷害到胎兒。

(4)糖尿病而兼有視力下降者，可配合服用真珠粉，以減少失明的危險。

總之，病情輕的患者，可以用真珠粉作為唯一的用藥，同時配合以飲食和運動療法；病情較重者，可以把真珠粉作為輔助療法，這樣，既可提高療效，又可防止併發症的產生。

真珠粉能夠解除失眠的症狀

✿①失眠是一種極為痛苦的現代病、成人病

筆者一位從事政治的朋友曾這樣告訴我：「世界上沒有比躺在床上輾轉反側，徹夜難眠更加痛苦」。他的這句話，恐怕正代表了廣大失眠患者的心聲。

失眠是最常見的現代病，美國的蓋洛普民意調查顯示，百分之九十五的美國成年人，都曾有過失眠的症狀。

雖然幾乎所有人都經歷過失眠，但要給失眠下一個確切的定義卻並非易事。美國睡眠障礙中心協會對失眠的定義是：「失眠症是入睡困難、睡眠中斷或睡眠時間減少，所引起的一種睡眠障礙。」另外，還有一些其他學者和組織，分別從不同的角度，對失眠症予以定義。但無論定義如何，失眠是一種極為痛苦的症狀，這是沒有異議的。

失眠的痛苦之處，大概不需要筆者在此多說什麼，每位失眠患者都有切膚之痛。

然而，失眠給人體所造成的危害，卻不是每位患者都清楚的。

睡眠是人體的正常生理過程之一，人生有三分之一的時間是在睡眠中度過的，人類花費這麼多寶貝的時間用於睡眠，自然有其重大意義。人體藉由睡眠，使疲勞的神經系統、肌肉系統的功能得到恢復，並在睡眠中調整各個機體組成部分的功能狀態，由此來維持身心的健康。

正因為睡眠對於維持身心健康極為重要，因此，一旦睡眠出現障礙，就會給人體的健康帶來極大的危害，這些危害可概括為以下幾種：

(a)引起情緒焦慮、沮喪、抑鬱。
(b)使全身各部的功能下降。
(c)使機體抵抗力減弱。
(d)使反應遲鈍，易發生交通事故。
(e)使思維能力減弱，判斷力下降。
(f)嚴重可致精神分裂症。
(g)可致帕金森氏綜合症（又稱震顫麻痺）。

(h)使免疫功能下降，抵抗力減弱。

(i)是慢性疲勞症候群的主因。

(j)會誘發自殺行為。

以上十個方面，尚不足以完全概括失眠症的危害，事實上，目前在全世界，都日益關注著失眠的問題，這不僅是因為它對人的健康有嚴重的影響，而且也因為現代醫學對失眠症是束手無策的。

✿②真珠粉具有顯著的鎮靜安神效果，卻沒有一般安眠藥的副作用

隨著醫學不斷的進步，許多疾病的原因業已獲得解開，而各種特效藥、治療技術及預防方法，亦層出不窮。由於這個緣故，各種「肉體性的疾病」已紛紛被人類給征服，然而，另一方面，現代人罹患有所謂的「心病」者，則有明顯增加的趨勢。這種情況的出現並不難理解，現代社會的環境日益複雜，人類所遭受的精神上煩躁、興奮、苦痛等刺激，構成了人類面臨的巨大壓力。

一個人所受的壓力一旦堆積、持續、超過其精神所能負荷的範圍，不久後便極有

可能演變為神經病，其間的過渡症狀即為失眠症。

對於失眠症的治療，現代醫學確已發明了一些特效藥，如各種安眠藥。但這些藥物有一個非常大的缺陷，就是具有成癮性。也就是說，吃安眠藥雖可一時緩解失眠狀況，但卻會對安眠藥產生依賴，一旦停用，就會繼續失眠，並出現其他症狀。這種情形有點類似於毒品。

另外，安眠藥還會對人體產生毒性，若是服用過量將會引起死亡；而長時間服用則會導致智力下降、加速老化等，這些都是現代醫學尚無法解決的問題。

但是真珠粉因其中含有鎮靜效果的微量元素，所以在治療失眠症方面，可以有顯著的效果。

用真珠粉治療失眠，是從古代就留傳下來的方法。中醫理論認為，人體與天地是相通的，自然界有白天、黑夜的變化，所以人體也有興奮與安靜、清醒與睡眠的生理交替過程。

同時，中醫把自然界與人體都劃分為陰陽兩個方面，白天為陽，黑夜為陰。人體在清醒時，各種生理功能能正常進行，那是因為人體的陽氣佔優勢；而在睡眠時，各個器官都在休息，則是因為人體的陰氣佔優勢。

失眠之所以會產生，在中醫看來，是人體的陰陽不調所造成的。中醫理論認為「陽入於陰則寐，陽出於陰則寤」，用現代語言解釋就是，陽氣被陰氣蓋住時，人就會睡眠；而陽氣從陰氣的覆蓋下出來時，人就會清醒過來。

真珠粉作為一種中藥，具有滋陰鎮陽的特點，失眠患者服用之後，可以助長陰氣，壓制陽氣，從而使陰氣蓋過陽氣，人體即可進入睡眠狀態。

現代醫學根據中醫的理論，對真珠粉治療失眠的科學機理，進行了探討，發現真珠粉之所以有鎮靜安神、幫助睡眠的作用，是由於其中所含有的各種微量元素和大量胺基酸成分。

真珠粉中的複雜成分，尤其是其中的各種微量元素，對大腦神經元細胞，具有滋養作用。服用真珠粉後，失眠患者過度興奮、疲勞的腦細胞，因為得到了滋養，所以會安靜下來，由此便解除了失眠症狀。

由於真珠粉並不會針對神經細胞起作用，因而沒有西藥安眠藥所具有的毒、副作用，長期服用真珠粉不僅不會降低智力，且由於其調和全身的綜合作用，反而能使人的智力得到加強，關於這一點，本書在第5章中將有詳細介紹。

真珠粉可以有效防止貧血

✿①生活條件改善，貧血症患者卻越來越多

貧血是一種人們非常熟悉的病症，在醫學上是指血液中所含的血紅蛋白低於正常值。

眾所週知，血紅蛋白是一種運送氧氣和二氧化碳的蛋白質，正是有了這種蛋白質，血液才可以將氧氣運送到身體的各個部位，同時，也把體內新陳代謝所產生的廢氣——二氧化碳帶到肺部，藉由呼吸排出體外。因此，一旦缺乏血紅蛋白，就會使人體各個部分的機能下降，嚴重者甚至難以維持人的生命活動。因此，貧血是一種危害十分嚴重的疾病。

在過去，人們一般是因為吃不好、營養不夠而發生貧血，後來，隨著生活的富

足，營養增加了，貧血病也少了起來，然而令人奇怪的是，近些年來本少見的貧血，卻又日益增多了起來。患病者往往並非是家境貧窮者，有些人甚至非常富有，吃的也是山珍海味，沒有營養不良的問題。會出現這種情形，令醫學界非常訝異，這說明了以前醫學上所認為的，生活條件的改善將能使貧血症消失的想法，是錯誤的。那麼，為什麼生活富足的現代人，患貧血症的會越來越多呢？醫學研究揭示出，現代人貧血的主要原因有以下幾個方面：

(a)飲食結構不合理，攝入過多脂肪及過少的蔬菜、雜糧，因而導致缺鐵性貧血；

(b)精神壓力過重，使消化系統的吸收能力下降，因而，雖吃了很多，但吸收的卻很少；

(c)年輕女性因為節食而致貧血；

(d)中年女性因為月經、生產出血以及授乳而致貧血；

(e)繼發於其他疾病。

近年來貧血病患者的增多，主要與以上五個原因有關，尤其是(a)(b)(c)三點最為常見。

✿②不可忽視貧血病的危害

貧血會導致全身機能下降，常見的症狀有：頭暈、面色蒼白、全身無力、氣虛、心悸、心慌、稍微活動就感到心臟像要跳出來似的、呼吸困難、工作力下降、容易疲勞等。

這些症狀的產生在於缺乏血紅蛋白，以致不能運輸足夠的氧，以供應全身所需。對於女性來說，近年來，年輕女性患貧血的人數非常之多，這不僅影響到她們的工作和生活品質，而且還威脅到她們的美麗，讓她們變得面色蒼白、沒有光澤乃至灰暗。

但在日常生活中可以發現，許多人對貧血的危害認識不足，以為這只是一種常見病，所以就忽視它。實際上，貧血雖然常見，但其危害卻不小，除了上述的各種症狀外，貧血嚴重者也會致人於死，或是喪失工作能力。

因此，千萬不能忽視貧血。

✿ ③真珠粉對治療各種貧血都有效

治療貧血，要從補充血紅蛋白著手。

血紅蛋白是一種含鐵的蛋白質，其組成成分中含有鐵元素和胺基酸，另外，在血紅蛋白的形成過程中，其他一些微量元素如銅，也有著重要作用。

例如，鐵是血紅蛋白中攜帶氧氣者，缺少它就會引起缺鐵性貧血；銅是造血過程中的催化劑，參與造血的過程，並能促進鐵的吸收；釩能促進造血機能，使血紅蛋白含量增加；鈷則對血紅蛋白的合成、紅血球的發育成熟，有著重要作用。

以上幾種對血紅蛋白的生成具有重要作用的微量元素鐵、銅、釩、鈷，在真珠粉中都有，而且易於被人體吸收，這就是真珠粉何以能治療貧血的原因之一。

另外，真珠粉中的各種胺基酸，有著均衡機體營養的作用，同時也是血紅蛋白的成分之一，藉此，真珠粉也可使血紅蛋白增加。

筆者曾治療過一位女性貧血患者，她除了面色蒼白、精神萎靡不振外，還會感到全身無力，稍微快走幾步就會心跳加快和眩暈；而且，每次月經來潮時，出血量也會特別多。她的症狀經北京協和醫院診斷後為缺鐵性貧血，雖經過補鐵治療，但是卻沒有什麼效果。後來經中醫治療半年，症狀亦未有改善。筆者仔細詢問了她的病情後，認為她之所以屢次治療都沒有效果，是因為她的消化系統不能吸收補充鐵質；另外，單純補鐵，有時也不能保證一定有療效，她或許還缺乏其他一些微量元素。因此，我建議採用真珠粉治療，每天服用三克，分早中晚三次服用；在月經來潮時，將真珠粉的劑量加倍，同樣也分三次服用。

這位患者經兩個月的治療後，一切症狀都消失了。真珠粉之所以對這個患者有效，實質上，也是補充了製造血紅蛋白所需要的原料，但是，真珠粉中所含的各種微量元素和胺基酸，都較為均衡，並能為人體所吸收，這就是真珠粉中各種成分協同作用的神奇之處！

本章以上的內容，詳細介紹了真珠粉對各種文明病的治療。文明病有一個共同的特點，那就是在治療上比較困難，今日醫學尚未發現特別有效且沒有副作用的療法，但真珠粉在治療這些文明病時，不僅療效確鑿，而且沒有副作用。目前，真珠粉在現代文明病的治療方面，已引起國內外學者的重視，相信不久的將來，中國的真珠粉，就能造福於世界人民。

如果您也患有以上令人煩惱，又久治不癒的文明病，不妨試一試真珠粉療法，相信它一定會給您帶來意想不到的驚喜。

專欄　糖尿病的早期信號

在沒有出現典型的糖尿病症狀之前，哪些信號、症狀和表現，顯示出患有糖尿病的可能呢？這些早期信號，往往是診斷糖尿病的重要線索，切不可等閒視之。糖尿病的早期信號有：

1. 反覆發生皮膚癤腫；
2. 女性外陰搔癢，特別是更年期婦女；
3. 內衣內褲有白霜，或褲角上有尿跡白霜；
4. 四肢麻木、刺痛對冷熱感覺遲鈍；
5. 白內障、眼底出血、視力下降；
6. 小便次數增多，特別是夜尿增多；或是有遺尿和排尿無力，長期反覆發作的尿頻、尿急等；
7. 男性陽痿、性功能減退，婦女閉經或月經紊亂；
8. 五十歲以上，有高血壓、心腦血管疾病患者；
9. 肥胖者，尤其是超出正常體重百分之二十以上者；

10.不明原因的餐前乏力、多汗、顫抖和饑餓感等；

11.婦女生產過巨大胎兒（一般超過四公斤），或發生過多次流產、死胎；

12.有反覆發作的慢性胰腺炎、肝炎、肝硬化者；

13.有糖尿病家族史者；

14.有內分泌疾病者；

15.有長期高糖飲食，或有靜脈輸注葡萄糖歷史者；

16.有某種自身免疫疾病而長期服用皮質激素類藥物者。

凡是具有以上提及的糖尿病早期信號，均應到醫院檢查血糖、尿糖，以便早期診斷出糖尿病並進行治療。

第 5 章

學生家長須知

讀者朋友或許會對本章的標題感到奇怪，這不像是在介紹真珠粉的藥效和運用，倒有點像是學校給學生家長的手冊。事實上，您的確可以這麼理解，因為本章所要介紹的內容，就是將真珠粉用在學生常患疾病的治療上的特色。作為一個充滿愛心和責任感的家長，對於子女都有望子成龍、望女成鳳的期盼，為此，就必須瞭解真珠粉對學生有何幫助，這就是本章標題的由來。

失眠與神經衰弱是學生族群的常見症狀

①人生識字憂患始

宋朝的大文豪蘇東坡，曾說過一句非常著名的話：「人生識字憂患始」。意思是說，人一旦識字，懂得了人世間的道理，就會對自己、對國家、對社會，產生憂患意識，從此，就會有煩惱、有憂傷、有痛苦等情感。

事實上確實如此，世上沒有煩惱的人只有白癡和不懂事的孩子，除此之外，世界上的任何人都有煩惱，窮人愁吃、愁穿、愁住；富人的煩惱更多，愁如何能賺更多的錢、愁遺產如何分配、愁如何才能長壽。

步入了現代社會後，蘇東坡的話，被表現的更加淋漓盡致，各種社會壓力紛煩不絕，連處於學習階段的孩子，也比過去更多了些憂愁、少了些天真快樂。尤其是在中國，因為中國人普遍重視教育，望子成龍的心態在世界各民族中，居於領先地位，因而，中國的學生，是世界上承受壓力最大的人群。

現在的小孩，從兩三歲就開始認字，到了上幼稚園，就要開始考試，因為每位家長都希望孩子能進入有名的幼稚園，然後是上小學、上國中、上高中，最後則要經歷最為殘酷的大學聯考。

有些家長還嫌學校的教育不夠而把老師請回家中，於是便誕生了一個現代名詞——家教。還有些家長希望自己的孩子能成為音樂家、書法家、畫家，所以，除了正常的功課外，還要學這些東西。

每當看到現在的一些小孩，小小年紀就戴上近視眼鏡，背著比他們體重還重的書包時，筆者總會生出無限的感慨：現在的孩子真是太不幸了，遠遠超越了「人生識字憂患始」的境界。

由此而帶來的後果是，原本為「成人病」的失眠、神經衰弱，現已成為了學生病。學生患有這些「成人病」的人數越來越多，尤其是在重要的考試前夕，在筆者的診室中，總會有數不清的學生病人，因為失眠或神經衰弱前來就診，有些學生甚至因為壓力過重而精神失常。這種情形，的確是現代社會的一大怪現象，作為醫者，雖能治療其病，卻不能治其社會風氣，實在令人嘆息。

言歸正傳，學生的失眠和神經衰弱，在治療上比成年人要困難得多，主要是由於學生族群的特點所造成的。

✿②學生服用安眠藥弊大於利

對於學生的失眠和神經衰弱的治療，既要有迅速的療效，以使他們能早日恢復學習，又要保證他們的智力不受影響，否則，雖然症狀消失，但卻會導致智力下降，那也是得不償失的。這就是目前為什麼對學生失眠和神經衰弱的治療，非常棘手的緣由，因為現代醫學治療失眠和神經衰弱的方法，都會影響學生的智力。

現代醫學對失眠症和神經衰弱的治療，主要是採用精神鎮靜類藥物，一般是以苯二氮䓬類藥（BID）較為先進，現已逐步取代了過去常用的巴比妥類藥和其它鎮靜催眠藥。

常用的BID有五種，分別是三唑侖、羥基安定、舒樂安定、氟安定及夸西泮。這些藥物對失眠和神經衰弱，均有迅速的療效。

然而，服用這些藥物的同時，不可避免地會帶來一些副作用，而這些副作用對於學生來說是極為嚴重的。

BID類藥是高脂溶性物質，易於被中樞神經系統所吸收，並與其中的一部分神經相結合，而有鎮靜催眠作用。但這些藥物與神經結合後，在中樞神經系統內存留的時間較長，不易被清除，從而對中樞神經系統產生殘留損害作用，其表現為：白天無精打采、精神萎頓、難興奮、記憶力下降。長期服用還會導致智力下降。

安眠藥的這些副作用，極大地影響了學生的學習，並使學生理解問題的能力下降，考試能力減弱。

這些副作用對於成年人，或許問題不大。但對於主要任務就是學習的學生而言，卻是得不償失的治療方法。

由於這個原因，在筆者所治療的學生患者中，除非是有精神分裂的預兆，否則一般從不讓學生服用安眠藥。

✿ ③真珠粉既能鎮靜安神，又能益智

《本草綱目》說：「真珠，鎮心，安魂魄」。自古以來，中醫治療失眠、虛煩等病症時，都以真珠粉為主要藥物。

真珠粉之所以能夠對失眠、神經衰弱有效，是因為其中所含有的微量元素種類齊全。

所謂的失眠和神經衰弱，實際上是大腦中的神經過度放電或持續放電所致，而真珠粉中所含的微量元素，可以有效地平衡中樞系統中的電離子，使神經的放電得以協調，換句話說就是，該放電的時候放電，不該放電的時候就休息。

真珠中的牛磺酸成分，亦在鎮靜安神中有著相當重要的作用，這種成分對於臨考試之前的學生，既有安神的效果，又能使學生在考試時不緊張、不怯場。

由於真珠粉是純天然無毒產物，由動物體所產生的，其內容成分十分符合人體的生理需求，所以用來治療學生的失眠、神經衰弱症狀時，具有療效迅速，沒有任何副作用的特點。不僅如此，長期服用真珠粉的孩子，智力會有所提高，這則與真珠的益智作用有關。

真珠的益智作用是由其中所含的胺基酸所致。真珠中的各種胺基酸，都對大腦中的神經細胞有營養作用，同時，神經細胞之間傳遞信息的使者，也主要是由胺基酸所構成的蛋白質。因此，在長期服用真珠粉後，大腦的反應速度會加快，學生思維也能變得非常敏捷。

另一方面，學生家長們常常會為自己的孩子購買大量的營養品、補品，以補充學習過程中所造成的消耗，這對學生有一定的作用。但人體對物質的吸收是有限度的，加上學生壓力過重而造成的消化不良，所以，吃進的補品能吸收多少，是一個難以估計的問題。事實上，很多學生都患有營養不良症。

真珠粉藉由其中所含的均衡營養素，可以大大地改善學生營養不良的狀況，同時也可提高學生胃腸道的吸收能力，從而使學生能有充沛的精力、體力、腦力以迎接學習上的挑戰。

真珠粉有促進青少年身體正常發育的作用

✿①影響青少年身體發育的原因

每位家長都希望自己的孩子長得健壯，男孩的身高最好能有一八〇公分，女孩最好能有一六五公分，然而，事情無法總是朝著自己的希望發展，有些孩子甚至會出現發育障礙，這樣的情形讓家長感到十分焦急。

青少年的發育問題，也是現代醫學上的一個難點，讓我們先來看看，青少年為什麼會出現發育異常。

造成發育遲緩的常見原因有：

(a)營養不良、營養不均衡；

(b)吃進過多的高熱量食物，導致身體肥胖；

(c)學習壓力過重，引起消化吸收功能下降；

(d)學習壓力過重，引起失眠、神經衰弱，使全身處於疲勞狀態，得不到充分的休息，間接引起發育遲緩；

(e)由於各種慢性病所致，如貧血、腎炎等；

(f)遺傳因素；

發育過早的常見原因有：

(a)進食了含有激素物質的補品；

(b)營養過剩；

(c)內分泌的疾病；

(d)食用過多含有添加劑的食品；

(e)腦部腫瘤；

在以上各種原因中，以飲食和學習壓力兩方面，對學生身體發育的影響最常見。現代醫學對於各種疾病所致的發育異常，一般是透過治療病症來進行矯正，例如，如果是腦部腫瘤所引起的，就透過切除腫瘤以矯正發育異常。

但對於大多數發育異常的患者來說，現代醫學尚未發現良策，例如，因為精神壓力過大而致的發育遲緩、內分泌紊亂的發育遲緩等，都是現代醫學中的難題。雖然這些情況可以透過注射或服用激素來促進身體發育，但激素帶來的毒、副作用十分嚴重，所以，服用激素的辦法現已被摒棄。

✿②真珠粉為何對青少年的身體發育問題有效

大陸醫學界目前已普遍地用真珠粉來調整青少年的發育異常。真珠粉對發育的調整主要是由於其有效成分的協同作用。

真珠粉中的各種微量元素，可以緩解學生的精神緊張，使大腦和全身得到充分的休息，以有利於正常發育。

微量元素具有平衡全身營養的作用，使進食的營養物質，能夠被身體有效地吸收，並均衡地分配到各個器官中去，這一點對於那些因消化功能不好而導致的發育異常，有較好的療效。

真珠粉所含有的微量元素和人體必需胺基酸，可以協同調節機體內分泌紊亂的狀況，以矯正由於內分泌紊亂而致的身體發育異常。

另外，真珠粉中還含有大量的活性鈣，鈣對於青少年的身體發育是不可或缺的，對於維持骨骼系統的正常生長，有著巨大作用。

在兒童和青少年生長發育期，可以持續地服用真珠粉，劑量無需太大，每日一～二克，分二次服用，此有預防生長發育障礙的效果。

✿③真珠粉對身體發育有雙向調節功能

既然真珠粉能促進生長發育遲緩者正常發育，那麼，真珠粉是不是像激素一樣有副作用呢？

相信不少家長在心中會有這樣的疑問，但實際上，這種擔心是不必要的。

真珠粉雖能使發育遲緩者正常發育，但不會使青少年的身體發生早熟。由結果看，真珠粉雖與激素的治療結果有相似之處，但其作用發生的機理是不同的。

激素主要是單一作用於人體某一部位，效力較為強烈，因此相對地會有較大的副作用，例如，使孩子早熟、性器官過早發育等。

而真珠粉則不會這樣。如前所述，真珠粉是從全方位起作用，它的療效是取決於其各種成分的協力合作，並不是單一作用於某一部位。因此，從某種意義上講，真珠粉主要是激發人體自身的潛能，使失調的內分泌和發育障礙得以正常。

綜合本章內容，主要是介紹了真珠粉對於處在學生階段的青少年常見問題的療效。讀者的眼光應著重於真珠粉在學生失眠與神經衰弱的治療上，因為近年來，這種疾病的發生率越來越高，並嚴重地影響了青少年的身心健康，尤其是在考試前夕，更應讓學生服用真珠粉。

筆者在大學時代學的是醫學專業，課程極其繁重，常有精力不濟的感覺。求教於我的老師後，他建議我服用真珠粉。在服用一個星期之後，時常困擾我的失眠、容易疲勞等症狀，就已完全消失。這便增強了我的自信心，後來一直持續服用，學業上也沒有了什麼困難，在以優異的成績自大學畢業之後，又經過激烈的考試競爭，才步入了更高的醫學研究機構。這段經歷，其實是我後來從事真珠研究的一個緣由。可以說，我在事業上每個成績的獲得，都與真珠粉有密不可分的關係。

今天，筆者以研究真珠的學者和真珠受益者的雙重身分，在此向廣大學生家長介紹真珠粉，粉這也算是我對於真珠的一種報答之情！

第 6 章

真珠粉是中老年人養生長壽的理想保健中藥

現今的社會，已步入高齡化的社會，統計數據顯示，三、四十年代時，中國人的平均壽命不到四十歲，而現在，大陸的平均壽命已達到七十歲，港、澳、台地的華人平均壽命更高。因此，在不久的將來，中國社會的高齡化趨勢，將會越加明顯。

一般中老年人多會追求長壽，但若長壽卻不健康，相信是不會令中老年人滿意的。有的人雖然年齡很大，但一直是疾病纏身，甚至喪失了生活自理的能力，這樣的長壽恐怕並非人類所追求的理想。

由此便出現了一個概念，即生活品質（ＱＯＬ）。生活品質是指，人不僅能長壽，更要無病無痛，愉快生活，也就是生活的品質要高。這才是人們追求的理想境界。

由於高齡人口的日益增多，如何才能使中老年人的生活品質得到保證，是擺在當前醫學界面前的一個重大課題。

中老年人的生理、心理特點

✿ ①各個臟腑器官的功能都會下降

就生理功能而言，中老年人的各種生理功能，都有不同程度的衰退，這一點並不難理解，因為生命的過程原本就是一個由盛而衰的起伏，各個器官都辛苦地工作了幾十年，難免會有損傷或功能下降。

生理功能的變化，使中老年人患有的疾病，不同於年齡較輕的人，例如，老年骨質疏鬆就是老年人特有的疾病，類似這種情形還有很多，如老年白內障等。

在中老年人的各種生理功能中，下降最為明顯的要數心肺功能，由於心肺功能關係到全身營養物質、氧氣的供應，所以，心肺功能的下降，會連帶影響其他器官的功能下降。此外，中老年人生理功能下降的器官還有：

(a)視力下降；

(b)反應能力下降；

(c)大部分中老年人的思維能力都會下降，但也有例外。例如，有的科學家即使在九十歲時，其思維也非常敏捷。

(d)腎功能下降，夜尿增多，鈣質流失，並引起骨質疏鬆；

(e)性功能下降。

中老年人生理功能的下降，使他們的生活品質大受影響，一方面是易患的疾病種類增多，另一方面，即使不生病，也容易感到疲勞、困倦等。

✿ ②中老年人的心理變化更為重要

對中老年人生活品質影響更大的，是他們在心理上的一些變化，同時，心理變化與生理變化之間，又會互相影響。舉例來說，心情不好會加速衰老的過程；而生理機能的下降，又會使心情變得更糟。

現代的社會，優勝劣汰的競爭更加激烈，到了一定的年齡，自然就會從工作崗位上退休。退休之後，如何應付漫長的未來生活，令許多老年朋友十分困擾，有些人便因此而產生抑鬱症。

中老年人還要為子女操心，擔心子女工作的好壞、是否求上進、婚姻狀況等等，這些都令中老年人憂心忡忡，並因此導致失眠、焦慮等症狀。

還有些中老年人，不滿足於退休後的無所事事，而去兼職或是自己做生意，但由於體力、精力不支，因而有很多人的生意都以失敗告終，這又導致他們心理上更大的痛苦，甚至有人因此而輕生。

總之，無數的研究和事實都證明，中老年人的心理變化，在他們的健康上，有著很大的影響，這是每個中老年人都需要注意到的。

✿③重視健康維護，提高自身修養，是中老年人生活品質的根本保證

中老年人要想提高生活品質，首先要正視自己身心上的自然變化，同時，應高度重視自己的健康問題，並提昇自己的思想修養和境界，這樣，才有可能生活的健康、愉快。

正視自己身心上的變化，就要對自己的生理功能下降、心理上的一些變化，有一個較為清楚的認識，不要去做自己力不能及的事情，如果年已花甲，還非要去登山，

甚至要去攀登聖母峰，那無異於自殺行為。心理上的變化有時自己並不瞭解，這時，應透過別人對自己的一些看法，進行自我認識，例如，子女見您天天待在家中愁眉苦臉，建議您出去走走，這時，您就應瞭解到，自己的心裡是否有了一些鬱悶。

提高自身的思想修養，實質上也就是調節自我心理的過程。一下子從工作崗位上退下來，必然會有無所適從的感覺，這時可以去培養一些業餘愛好，如養花、養魚等。另外，應不斷地提醒自己，衰老是人生的必然過程，不需要為此而過分憂傷；對於家庭中的瑣事，也無需操心過度，子女的事情，也應由他們自己去煩惱。總之，對一些事情，要看得開。以上目標，可以說是中老年保健的基本要求。此時，還必須對自己的健康有一定的重視。現在大多數人都能夠做到重視自身健康的要求，但也有一些中老年人，不顧自己的年齡、生理機能下降的特點，去做一些損害健康的事情，如通宵打麻將、過量飲酒等，這些都會促進衰老，並容易誘發許多疾病。

所以說，中老年人要想獲得良好的生活品質，就應在正視自身情況的基礎上，對健康予以高度重視，事實上，既能長壽，又能健康地生活，不僅是為了自己，也是為了家庭和社會。試想，如果不能健康地生活，長年疾病纏身，將會給家庭和社會帶來多麼沈重的負擔！

✿ ④真珠粉是迄今為止，中老年人養生保健的最佳中藥

談到健康問題，必然會涉及到保健品，現在的保健品市場十分熱絡，形形色色的保健藥、保健食品層出不窮。毋庸置疑的，各種合格的保健品都有其一定的療效。但對於中老年人來說，最好的保健藥，是針對他們生理特點的、對中老年人易患疾病有防治作用的保健品，真珠粉無疑是最佳的選擇。之所以能夠這樣肯定，是基於以下幾點原因：

(a)真珠粉具有抗衰老作用，這一點在本書的第2章中已有詳細介紹；

(b)現代醫學機構對真珠的研究非常深入，從臨床和動物實驗兩方面，證實了其療效的可靠性，這一點是其他保健品難以匹敵的；

(c)真珠屬純天然的產品，不會給生理狀況本已下降的中老年人，帶來副作用；

(d)真珠粉對中老年人容易得的疾病有卓越的療效，這一點將在本章以下的內容中有詳細的介紹。

正是因為有了以上四點基礎，筆者才敢在這裏十分肯定地說，真珠粉是迄今為止，中老年人養生長壽的最理想保健中藥。

真珠粉可顯著提高中老年人的視力，並防治白內障

✿ ①人到中年後，視力便會開始下降

一般來說，人在四十歲以後，視力就會開始下降，以後隨著年齡的增長，視力的下降會更為顯著。

視力下降時會出現視物不清、兩眼昏花等症狀，也有僅僅出現單純的視力下降，而不兼有其他障礙的。

為什麼從中年開始，視力便會下降呢？其機理至今仍尚未被完全闡明。按照中醫的理論，肝開竅於目，肝功能的好壞，會直接影響到視力的好壞；同時，肝在五行中屬木，腎在五行中屬水，只有在水的滋潤下，肝目才能正常。因此，視力的好壞，不

僅與肝有關，而且與腎有關。在中醫理論中，人的衰老是因為腎虛所致，因此，老年人視力下降的原因，就是因為腎精不足。

雖然中醫理論較為明確，但畢竟不符合現代人的思維習慣，一般人比較難以理解。現今醫學也對此進行了研究，雖然尚未闡明其確切原因，但也找到了一些線索，認為中年後視力下降的原因，在於體內微量元素的不足和鈣的流失，其中與人的視力密切相關的元素有硒和鈣。

當然，隨著醫學的進步，將來或許還會找到其他原因。

✿ ②真珠粉之所以能提高視力的機理在於微量元素硒

真珠中含有的硒，對視力和神經傳導有很大的作用。人眼內含硒量很高，在虹膜及晶體中都含有豐富的硒，在視網膜中的含硒量則平均有七毫克。

一般來說，硒含量越高，視力就越好，例如，視力敏銳的鷲鷹，其視網膜的含硒量就可達到七十毫克，是人類的十倍，視力遠比人類要好。

硒是光電管的基礎物質之一，當光照射到光電管上時，硒會被激活，並能發出電流，把光信號轉換為電信號。同樣，在眼內和視網膜上的硒，正是藉著其光電學特性的機制來發揮生理作用。

視網膜中的硒，可根據射入眼中光線的強弱，產生強弱不同的電流，光線強，電流就強，光線弱，電流就弱，不過，此時的電流是神經電，也就是通常所說的神經衝動。神經衝動傳到大腦掌管視覺的中樞後就會產生視覺。神經電流越強，視力越好，而神經電流越弱，視力就越差。由此可見，硒在眼球及視網膜中的含量，與視力的好壞有直接的關係。

老年人視力下降，與缺乏硒元素有很大的關係，因此，中年以後，就應補充硒元素，以防視力下降，而真珠粉就是防治視力下降的首選良藥。服用真珠粉安全無毒，又含有多種微量元素，不僅能補給硒，還能均衡人體營養，對其他老年病也有防治作用，可謂一舉多得。

✿ ③老年性白內障的發病原因

老年性白內障的發病率一直都頗高，我國民眾的發病率遠高於歐美國家。由於老年性白內障有嚴重危害，所以國內外的醫學機構都十分重視對它的防治，究其發病原因，目前認為主要與以下幾個因素有關：

(a)與鈣元素在人體內含量分佈不均有關

鈣元素在人體內含量很高，屬人體中的宏量元素，其中全部含量的百分之九十九點七構成骨骼、牙齒等堅硬組織；餘下的百分之零點三，則存在於體液及其他組織中。然而，正是這極小部分的鈣，在維持人體的正常生理機能上，有著巨大的作用。

鈣的生理功能很多，諸如心臟的跳動、各種酶的功能、肌肉的收縮等，都離不開鈣。對人的視力來說，鈣在維持眼球晶體透明度方面，具有不可或缺的重要性。

眼球晶體的透明性，受其週圍環境中鈣濃度的影響。美國科學家 Hightower 認為，鈣濃度過高、過低都會對結晶體造成損害。低鈣會造成晶體細胞膜的完整性受損；而高鈣則會導致晶體的代謝紊亂。

越來越多的證據表明，幾乎所有類型的白內障患者，其晶體內的鈣含量，均高於正常人。

北京中國村醫院的劉金鈴教授，用中子活化分析法，測定了老年性白內障患者的晶體及頭髮中的鈣含量，結果發現，患者眼球晶體中的鈣含量遠高於正常人；同時，患者頭髮中的鈣含量則顯著低於正常人。

另外，在大多數白內障眼球晶體中，低分子的水溶性蛋白質減少，而高分子不溶性蛋白質增多，這說明，在白內障形成過程中，也有蛋白質聚合的作用。為了驗證鈣是否為導致蛋白質聚合的誘因，Hightower 又做了下面的試驗：

他把晶體絞成均勻的漿液，在這個漿液中加入高濃度的鈣，結果發現，漿液中發生了蛋白質的聚合，說明鈣濃度在晶體中含量過高，是導致白內障的原因之一。

然而，非常令人不解的是，中老年白內障患者雖然在晶體中的含鈣量增加了，但全身的鈣含量卻是下降的，換句話說，白內障患者體內，存在著鈣元素分佈不均的現象。

(b)ＳＯＤ數量和活性下降亦與白內障有關

ＳＯＤ又稱過氧化物歧化酶，分佈於全身各個組織、器官與細胞中，ＳＯＤ的作用在於清除體內的自由基。進入中年後，ＳＯＤ的活性與數量都會下降，使得自由基積蓄過多，這是造成衰老的原因之一。

第四軍醫大學附屬唐都醫院的李梅菊教授，觀察了六十六例老年性白內障患者血清及全血中的ＳＯＤ含量，並與三十三例的健康者進行對照，結果如下。

由以下表中結果可見，老年白內障患者的血清、全血ＳＯＤ含量都顯著低於對照組，說明ＳＯＤ含量下降與老年性白內障具有密切關係。

(c)硒含量失衡亦與白內障有關

大連醫科大學的張豐菊教授，為探討硒與老年白內障的關聯，做了深入研究。

動物實驗證實，長期缺硒會導致白內障。在對白內障患者的檢測中發現，患者大多數有硒含量下降的現象。

低硒引起白內障的機理，與硒缺乏引起視力下

健康的人與老年性白內障患者血清 SOD 濃度及全血 SOD 含量比較：

組別	性別	例數	平均年齡（歲）	SOD 值	
				血清（mg/ml）	全血（mg/ml）
白內障	男	31	61.18	318.64 ± 151.96	398.55 ± 164.95
	女	35	63.0	280.57 ± 114.04	403.0 ± 163.10
對照組	男	15	51.8	322.13 ± 113.5	1134 ± 154
	女	18	48.8	311.13 ± 102.5	1982 ± 137

降的機理一樣。

✿④真珠粉對防治老年白內障，有十分顯著的療效

在中國，很早就把真珠粉用於治療白內障，《本草綱目》中記載：「真珠，主明目祛翳」。現代研究證明，真珠治療白內障的機理十分複雜。

首先，真珠中含有大量的活性鈣，能有效地補充中老年人的缺鈣症狀。您也許會有疑問，前面不是說白內障患者眼球晶體鈣含量過高嗎？現在怎麼說補鈣能治療白內障呢？這的確是一個令人感到十分疑惑的事情，但事實確實如此。當醫學工作者發現白內障患者的眼球內，含有過量的鈣離子時，首先想到的，是減少患者對鈣的攝入和使用鈣拮抗劑，結果卻使白內障變得更嚴重。由此而引起了醫學界的反思，實際上，在白內障患者體內的鈣含量從總數上來說，是遠遠低於正常人的，僅僅只有在眼球中含量過高，因此，鈣在患者體內只是因為分佈不均，才導致了白內障的產生。所以，醫學家們想到了真珠粉，因為真珠粉中含有大量的活性鈣和各種元素、胺基酸，服用真珠粉後，不僅補充了體內鈣含量的不足，而且也能重新分配全身各部分的鈣。例

如，使患者眼球內的鈣含量下降，同時增加頭髮和骨骼中的鈣含量。因此，真珠粉能夠治療白內障，並不僅僅是因為它補充了鈣，更重要的是，真珠粉使得鈣元素能在人體內獲得均衡分配。

其次，正如本書第1章中所介紹的，真珠粉可以增強體內SOD的含量和活性，以加強其清除體內自由基的能力，當這個作用發生在白內障患者身上時，就有了治療白內障的效果。真珠粉之所以能夠增加SOD的含量和活性，就在於其中所含有的銅、鋅等微量元素，化學知識告訴我們，SOD中含有銅和鋅，而且，銅、鋅兩種微量元素，是SOD能產生效能的中心部位，這就是真珠粉之所以能補充白內障患者體內SOD含量與活性的真正原因。

真珠粉防治白內障的另一原因，在於它對患者體內硒元素的分配與調節。大多數患者的眼球和視網膜中，硒的含量都是下降的，因此，服用真珠粉可以有效地補充體內所缺乏的硒。另一方面，某些患者的眼球和視網膜中，又有硒含量過高的現象，對於這一部分患者，服用真珠粉又可使硒元素從眼中分配到身體的其他地方。真珠粉的這種雙向調節作用，是十分神奇的，其具體機制至今仍未明瞭，我們猜想這可能與真珠粉中的複雜成分間的協同作用有關。

真珠粉對許多老年性疾病都有效

✿ ①改善老年人的睡眠狀況

睡眠問題是困擾中老年人的一個大問題，尤其是年齡較大的人，有時一天只能睡三～四個小時，在凌晨二～三點鐘就會醒來，並再也睡不著。但到了白天時，卻又往往非常困倦，精力不濟。

就正常生理來說，隨著年齡的增長，人的睡眠時間，確實會變短一些，但至少也應該要維持在五～六小時左右，如果少於五小時，那就屬於病態了。

中老年人睡眠時間的減少，一方面是由於各個器官功能的老化所致；另一方面，則與他們操心過度有一定的關係。由於年齡大了，又從工作崗位上退了下來，沒有什麼事情可做，心中感到煩躁，或許還會為孩子們操心，為一些瑣事想不開，這些情況都可能會導致睡眠時間的減少。

此外，體內的營養失衡，致使腦細胞的活動異常，也是睡眠時間減少的重要原因。按照中醫理論來說，老年人體質大多數會有些陰血虧虛，由此而致虛火上升，不能入睡。

經藥理實驗證明，真珠具有良好的鎮靜安神作用，卻沒有一般西醫安眠藥的副作用。李時珍的《本草綱目》中亦記載：「真珠，主鎮心，安魂魄」。

真珠粉對中老年人睡眠的改善，在於其中豐富的營養成分和微量元素，可以調節大腦細胞的功能狀態，使之不過度興奮。

按照中醫的說法，真珠有育陰潛陽的作用，服用真珠粉後，可改善陰陽失調的狀況。

單純從治療失眠的角度而言，真珠粉的服用劑量為每日三～五克，分三次服用，臨睡前可多服一些。

✿②給老年人補鈣，防止骨質疏鬆

一般來說，女子到了三十五歲，男子到了四十歲，就應該開始補充鈣質，因為到了這個年紀，人的生理功能會開始走下坡，而中年人卻往往因工作與家務負擔繁重，忽視了自己的健康，此時若不注意補鈣，就極有可能患上骨質疏鬆症。

骨質疏鬆是一種缺鈣性疾病，大家都知道，骨髓的主要成分是鈣，中年之後，由於鈣的流失加快，以及攝入不足，使得骨骼的新陳代謝受到影響，時間一久，骨骼的質地會變得疏鬆而容易發生骨折，這也是為什麼老年人最忌摔跤，一旦跌倒，就容易發生骨折的原因所在。

那麼，怎樣才能知道自己是否缺鈣呢？一是到醫院進行檢查，二是自測。自測的方法是，當您覺得駝著背、彎著腰或是處於呼氣狀態時最為舒適，那就極有可能是缺鈣。這是因為，人體必須要在一定的鈣濃度下，才能維持正常的生理功能，當血液中鈣含量過低時，人體內部將進行自我調節，骨質中的鈣質，將有一部分溶解於血液中，以補充血液中鈣含量的不足，這樣，骨質中的鈣質會因減少而產生上述現象。

但如果能及時從飲食中補充鈣，骨骼中的鈣就不會被溶解，骨質也就不會發生疏鬆。這就是為何真珠粉可以防治骨質疏鬆的機理。

真珠粉中含有大量的活性鈣，可以有效地補充中老年人的需求，使其骨質中的鈣不致流失，進而達到防治骨質疏鬆的目的。

同理，服用真珠粉也可以有效地防治牙齒鬆動，防止老年人牙齒過早掉光。

✿③治療耳聾，記載於《本草綱目》

人的年紀一大，聽力自然會下降，只要不是下降的太厲害，也還算是正常，但若下降到會影響生活的程度，那就屬於耳聾了。

李時珍在《本草綱目》中記載：「真珠，……棉裹塞耳，主聾」，從文中所述可以知道，將真珠粉用棉花裹成小團狀塞入耳中，即可有治療耳聾的作用。

現代也有人試用李時珍的方法，用棉花裹真珠粉塞耳，以治療老年人的耳背、耳聾，並取得了一些療效，但其機理尚未研究清楚。不過，研究人員發現，每日口服真珠粉一～二克，的確可以有效防治老年人的聽力下降。

安徽中醫學院的陳小蘆醫師，兼用口服真珠粉及棉球塞耳的方法，來治療中耳炎導致的耳聾、聽力下降，而取得了顯著療效。

雖然真珠粉治療耳聾的確切機制尚待深入探討，但推測亦與所含的均衡營養成分，對聽力神經有營養作用，以及真珠粉的抗炎作用，有很大關係。

✿ ④有防治老年性癡呆的療效

老年性癡呆也是威脅老年人健康的重大敵人之一，非常可怕。這種疾病剛開始會出現嚴重的健忘，由這種和普通老化現象並無區別的症狀開始，接著就會慢慢忘記家人的名字，外出時，甚至不知道自己身在何處，也會漸漸變得精神恍惚，直至癡呆。

患有老年性癡呆症最著名者，是美國前總統雷根。近年來，這種可怕疾病的發病率越來越多高，據稱已達到總人口的百分之五左右，換言之，每二十個人中，就有一名老年性癡呆患者。

任何人都有患上此病的可能，現在，中年人對老年性癡呆症的恐懼，尤甚於癌症、心臟病。

有人說，多用腦子可以防止本病的發生，但這毫無根據；耗費腦力的學者，乃至美國總統，都會患上老年性癡呆，這就證明這種說法是沒有科學根據的。

雖然現代醫學至今對老年性癡呆的病因、機理都不明瞭，也沒什麼特效藥，但現在卻出現了一絲希望，那就是真珠粉。

大陸醫學界根據真珠粉可以抗衰老、增加益智力的線索，把真珠粉用於老年癡呆症的治療，結果十分令人振奮：令現代醫學束手無策的老年性癡呆患者，在服用真珠粉三個月後，出現了明顯改善的跡象，如恢復部分記憶力、面部表情變得生動活潑、語言能力也較以前流利等。

科研人員進一步探討了真珠粉對老年性癡呆有效的機理，發現與真珠粉多方面的效能有關：

(a)真珠粉有營養腦神經的功能，可以活化腦細胞，提高反應的靈敏性；

(b)真珠粉能有效地清除過氧化脂質，腦力下降的原因之一就是後者積存在腦細胞中；

(c)改善老年人的全身狀況，加強他們對外界環境的反應，有利於刺激神經機能的恢復。

以上三方面的作用，是迄今大陸醫學界，對真珠粉治療老年性癡呆的原理，所做的初步結論。

但必須指出的是，以上原理，也許並不是真珠粉治療老年性癡呆機制的全部，或許還有其他作用，隨著將來對真珠研究的進一步深入，也許會解開真珠療效的全部秘密。

提高老年人的生活品質、延年益壽

✿①老年人不僅要無病無痛，還應享有必要的性生活

在國人的觀念中，愛情和性生活是年輕人的專利，年齡大了，就不應再有性生活，否則既傷身體，又傷風化。

其實，這種觀念是既保守，又錯誤的。所謂老年人性生活有傷風化之說，完全是

中國封建禮教的遺毒，根本是站不住腳的說法，在此也不需要做過多的討論。而老年人性生活會傷害身體的說法，則是人們從約定俗成的概念中，所得出的不正確結論。

誠然，隨著年齡變大，各種生理機能會隨之下降，當然也包括性機能在內，但下降絕不意味著消失，事實上，有許多老年人，在沒有疾病困擾的情況下，性功能可以在很長時間內都保持正常。報刊雜誌上經常記載的奇聞、趣事中，就有九十歲的老人有生育能力、六十歲的老阿婆懷孕的消息。當然，這些奇聞是一些特殊事例，不足為憑，但在日常生活中，七、八十歲的老人仍有性功能的例子，比比皆是。

一般來說，只要具有性功能、性能力，就有過性生活的必要，如果一味地拘泥於性生活傷身的想法，反而會導致疾病的產生。

研究發現，老年人透過適當的性生活，可以保持心理狀態的正常，並可使全身的神經系統得到鍛鍊，此外，肌肉、心臟、血液循環等，都可以透過性生活來保持活力。

尤其重要的是，老年人透過性生活，可以感受到生活的溫暖、愛情的滋潤、生活的意義，這些，有助於消除老年人常見的孤獨感、空虛感，並藉此防範可能產生的各種心病。

當然，老年人的性生活不能過度，在具體方式上，與年輕人也應有所區別。但只要掌握適度的原則，在身體條件允許的情況下，老年人完全可以享受性生活。惟有如此，才能談得上真正的生活品質。

✿②服用真珠粉，既可保持老年人的性功能又不傷身體

科研人員發現，長期口服真珠粉的老年人，不僅身體好，而且性功能也很正常，這個結果是由美國海洋藥物研究中心的 **James Wu** 博士所發表的。

大陸醫學機構在動物身上，也得出了真珠粉有強壯性功能的作用，實驗是在老齡大鼠身上進行的。把真珠粉混入飼料中來餵養老齡大鼠，一個星期後，化驗大鼠血液，檢查其性激素的分泌情況，結果證實，真珠粉確有提高性功能的作用。

進一步研究後發現，真珠粉對性功能的療效，在於其中所含的鋅元素，鋅在體內，主要是影響性激素的分泌，同時，還能增強精子、卵子的活動能力。

當然，僅僅能提高性功能，並不見得就一定是好事，例如，市場上有許多壯陽

藥，確實有壯陽的功能，但由於藥性過於猛烈，雖能取效於一時，但長期服用後，反而會導致性功能下降，甚至會引起陽痿，這是由於這些壯陽藥對人體的作用過於單一所致，這就猶如竭澤而漁，用後弊大於利。

而真珠粉在提高性功能上，完全與一般的壯陽藥不同，實際上，真珠粉也不是一種壯陽藥。它對性機能的提高，除了其中所含鋅元素的作用以外，其中的各種成分，也都有一定的效果，例如，真珠粉清除過氧化脂質的功能，可以延緩性腺的衰老；真珠粉中的各種胺基酸，則可為人體全身帶來營養。這些都有助於維持與提高老年人的性功能。

因此，真珠粉是中老年人最理想的性保健品，既可治標，又可治本，其中尤以治本是最主要的。

筆者在臨床上治療老年人性功能下降時，從不輕易使用過猛的壯陽藥，一般都是用真珠粉口服，每次一～二克，每日三次，大多數患者在服用一個月後，性功能就會恢復正常，同時也能提高身體的其他功能。

✿ ③夕陽無限好，不覺近黃昏

夕陽是美好的，但也是短暫的，故古人有「夕陽無限好，只是近黃昏」的感嘆。有人把老年人比喻為夕陽，認為老年人從繁重的工作壓力下解脫出來，可以盡情地享受生活，因而是很美好的；但另一方面，人畢竟老了，再美好的生活，也只有短暫的幾年，因此，老年人的生活就如同夕陽一樣，雖然美好，但卻短暫。

這個比喻，無疑是十分貼切的，但是，對於持續服用真珠粉的老人來說，把這個比喻改為「夕陽無限好，不覺近黃昏」，可能更為恰當。不覺，就是指感覺不到的意思。

綜合本章的介紹可知，真珠粉對中老年人的身體健康，有著廣泛而全面的保護作用，使老年人的生活品質能夠得到真正的提高，這是「夕陽無限好」的一面。那為什麼說「不覺近黃昏」呢?這是因為，真珠粉具有延年益壽的功能。

在第1章中，本書詳盡地介紹了真珠粉抗衰老的機理。在實際生活中也可以發現，真珠粉不僅在動物試驗上有抗衰老的作用，在生活實踐上，也有抗衰延壽的例證。在日本盛產真珠粉的沖繩地區，當地居民有服食真珠粉的傳統習慣，因而該地區的老壽星也特別多。

總之，正如本章的標題所說，真珠粉是中老年人養生、長壽的理想保健中藥。

專欄　中國古代對真珠等級的劃分

明代曹昭在所著的《新增格物要論》中指出：「身分圓及色白而精光者價高，以大小粒數等分兩定價。古云：一粒圓十粒錢。又云：一圓二白。」

五代後晉李石在《續博物志・南越志》中說：「珍有九品。一寸五分以上至一寸八分為大品，有光彩，一邊似鍍金者，為『鐺珠』；鐺珠次之為『走珠』；走珠次之為『滑珠』；滑珠次之為『磊螺珠』；磊螺珠次之為『宮雨珠』；宮雨珠次之為『稅珠』；稅珠次之為『蔥珠』。」

國際上對真珠等級的劃分

按產地分為海水珠、淡水珠、養殖珠。養殖珠中又以白蝶貝真珠為最珍貴。因其個體大，只在熱帶海域生長，對外界刺激反應強，插核不易成功；另幾種海水養殖真珠的貝類為馬氏真珠貝、企鵝貝、墨蝶貝。

按質地顏色分為白珠、黑珠、雜色珠。白色附帶玫瑰紅色的真珠在國際上最流行。雜色珠有淡黃珠、綠珠、正紅色、珠金色、粉紅玫瑰色珠等。

按光澤分為光珠、新光珠。「孟頭珠」與「廣新珠」皆為有名的新光珠。

按形狀分圓形、梨形、蛋形、淚滴形、弓扣形、橢形、半個真珠、四分之三真珠。圓珠為珠中上品。

按重量分大珠（15克拉以上）、鰲珠（1.5克拉～15克拉）、毛頭（0.3～1.5克拉）、扣珠（小於0.3克拉）。

按產地分為東方真珠、錫蘭和馬德拉斯真珠、南海珠、委內瑞拉真珠、澳大利亞真珠、拉巴斯真珠、巴拿馬珠、美國珠。

第 7 章

臨床醫師也用真珠粉

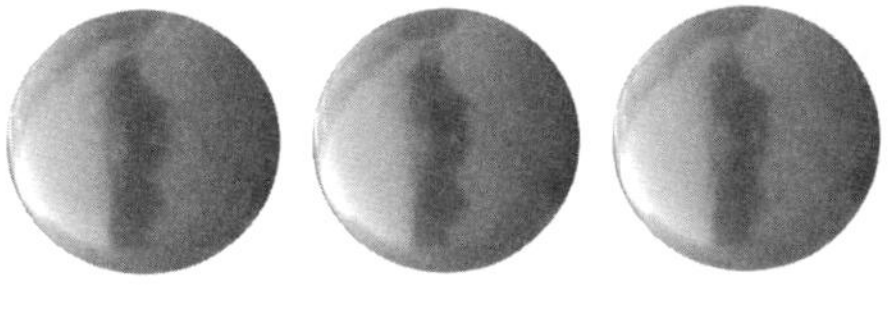

真珠粉與一般保健食品的不同之處在於，它不僅可以作為一種食品長期服用，而且，它是一種沒有副作用的天然藥。既然是一種藥物，就不能僅僅用於預防疾病，而且還要能治療疾病。事實也確實如此，如今在大陸，真珠粉已被廣泛地用於臨床疾病的治療上，療效也十分令人滿意。

根據大陸各種醫學雜誌的報導，真珠粉在臨床上可以治療的病種十分廣泛，有些內容本書在前文中已有介紹，例如，對女性面部色素斑的治療、對婦女病的治療、對失眠的治療等。在這一章中，將向您介紹臨床醫師利用真珠粉治療的幾種國人常見疾病的療效與具體方法。

真珠粉可以治療高熱、胡言亂語和狂躁不安

✿ ①發熱性疾病常見而危險

發熱性疾病是指體溫超過正常值的疾病，一般是由於細菌、病毒侵襲人體所致。

體溫的升高，其實是人體抗禦病邪的一種有益的生理反應，透過發熱，白血球會釋放出大量自由基，自由基可以與侵入的病菌發生氧化反應來消滅病菌。

但若體溫過高，自由基釋放出來過多，則又會傷害人體本身的組織器官，所以，體溫過高或是發熱持續不退，就需要透過治療，來使體溫恢復正常，否則會非常危險。

體溫過高的危害，主要在於會損傷人的中樞神經系統，如大腦、小腦、延髓等部位。這些部位實際上是人體生命活動的中樞，身體溫度若過高，輕則導致患者胡言亂語、神智不清、狂躁不安，嚴重者會引起抽搐、呼吸衰弱，甚至引起死亡。

傳統上對發熱的治療，主要是採用抗菌藥，如青黴素等，這種療法對大部分患者是非常有效的，可以殺滅病因，進而間接地有退熱作用。

但近年來，由於臨床運用抗菌藥的過度泛濫，造成了許多細菌對這些藥產生了抗藥性，所以在日常生活中我們可以看到，抗菌藥更新的速度非常快，前不久還在用先鋒Ⅰ、先鋒Ⅱ，但現在卻已經發展到了先鋒Ⅶ。然而不論出現什麼新藥，用過一段時間後不久，就會產生抗藥性，這是困擾現代醫學的一個問題。

雖然抗菌素對大多數細菌感染所引起的發熱有療效，但有時也會遇到這樣的情況。即使投予了大量的抗菌藥，也不能使發熱消退。產生這種狀況的原因比較複雜，有時是因為細菌的抗藥性所引起，有時是由於體溫調節中樞失調所致。

現在，由於發現真珠粉在治療發熱性疾病方面的優良療效，臨床醫生又多了一帖治療此類疾病的良方。

✿②真珠粉為何能治療發熱性疾病呢？

真珠粉退熱的機理，在於它能使ＳＯＤ的含量與活性增加，以消除自由基，減少過度的氧化反應，達到退熱的作用。

另外，真珠粉中的多種胺基酸，可以增強人體的免疫功能，殺滅病菌。

真珠粉中的各種微量元素，有鎮靜中樞神經系統的功能，能使體溫調節中樞恢復正常，達到退熱的效果。

真珠粉退熱的機理是多方面的，不像一般的抗菌藥那樣，僅僅是透過殺菌來間接退熱，真珠粉退熱的機理既包括殺菌（增強免疫力）、清除自由基，又包括調節體溫中樞，因此，真珠粉對各種類型的發熱，都有極高的療效。

再加上真珠粉有增強體質的功能，可以使人體在與細菌抗爭的過程中，立於不敗之地。所以說，使用真珠粉退熱，不僅能治標，而且能治本。

✿ ③真珠粉用於退熱時的服用方法

宋朝有一本中藥著作叫做《本草衍義》，其中就記載了服用真珠粉，治療發熱、抽搐的方法。

一般來說，臨床醫師治療發熱性疾病，多採用口服真珠粉或服用真珠水解液的方法。

成年人發熱時，一般一次服用真珠粉二〜三克，每日服用三次，直至退熱為止。這個劑量比治療其他疾病時要大，這是由於體溫過高，會迅速消耗掉進入體內的真珠粉，所以在使用劑量上就要增多。

兒童的高熱，極易引起手足痙攣，也就是俗稱的抽筋，這時應立即服用真珠粉一〜二克，如此就可以迅速緩解症狀，一日可服用二〜三次，退熱作用十分顯著。真珠粉之所以可防治小兒發熱抽筋，一方面是因為它的退熱功能，另一方面，真珠粉可補充活性鈣，而活性鈣就有防治抽筋的作用。

另外需要注意的是，對於因感染所致的發熱、抽搐，除要口服真珠粉外，還應加用抗菌藥，這樣可以更好地退熱解痙，早點康復。

所謂天有不測風雲，發熱是一種極為普通而常見的疾病，每個人都有可能發生，所以，在家庭中應當備有真珠粉，一旦家庭成員中發生熱性疾病，便可以迅速予以自救，尤其是那些孩子年齡尚小的家庭，更應將真珠粉當成常備藥。因為兒童的發熱說來就來，而真珠粉治療小兒發熱、抽搐又特別有效，所以，在孩子突發高熱、抽搐時，真珠粉或許會有救命的作用。

用真珠粉治療病毒性肝炎

✿①在華人世界中，病毒性肝炎十分猖獗

人們很早就發現，亞洲人患有病毒性肝炎的比例非常高，而其中又以華人患者最多，報紙上經常報導，某某地區肝炎大流行，這種情形實在是非常可怕。

病毒性肝炎是由於各種不同類型的肝炎病毒侵襲人體，導致肝臟發炎。由於病毒的種類不同，因而，肝炎的名稱亦有區別，例如：A型肝炎、B型肝炎等，都很常見。

此外，肝炎又有急性和慢性的不同。

肝炎的危害是很嚴重的，各種急性病毒性肝炎，一般都會導致嚴重的症狀，如發熱、肝區疼痛、黃疸、消化道症狀等。肝臟是人體最重要的代謝器官和消化器官，它的病變會減弱人體的消化、解毒功能，也會使代謝作用發生紊亂。肝炎長期不癒，會演變成肝硬化、產生腹水，進一步就會發展成人們談之色變的癌中之王——肝癌。

無論是病毒性肝炎、肝硬化，還是肝癌，國人的發病率都遠高於其他人種，這是為什麼？

現在認為，主要與以下因素有關：

(a)與華人的飲食習慣有關。中國人的習慣是用筷子吃飯，一家人或朋友在一起吃飯時會共用菜碗，這樣的情形，極易造成肝炎病毒的傳染。這可能是最主要的原因。

(b)衛生習慣不太好。在中國古代，醫學主要是中醫，西洋醫學是在清朝才傳入中國的。由於在中醫學中，並沒有病毒這個概念，因此，在國人的傳統習慣中，對病毒的防範意識不夠，例如，在我們日常生活中可以發現，去不衛生的街頭小吃攤上進食的人很多，這也是華人易患肝炎的原因之一。

(c)飲酒的習慣。飲酒雖然不會直接導致病毒性肝炎，但長期酗酒或是喝烈酒，卻會使肝臟受損，而減弱抵抗力，因此便容易遭受病毒的感染而發生病毒性肝炎。另外，國人飲酒的習慣往往會在朋友聚會時，飲用過量烈酒，這種情況下，肝臟的功能常會受到較大的損害。

除了以上三個原因之外，最近又出現一種新的感染方式，即是透過輸血而感染肝炎病毒。

✿②真珠粉可有效地治療病毒性肝炎，並防止肝硬化

目前，對於病毒性肝炎的治療是比較棘手的，因為到現在為止，醫學上還沒有發現一種有效的抗病毒藥物。對病毒性肝炎的治療，主要是針對肝炎的症狀進行處理，以及加強人體自身免疫功能來消滅肝炎病毒。這種情況會造成一些慢性肝炎長期得不到治癒，因為長期患肝炎的人，身體虛弱，其自身的免疫功能就很難消滅病毒。

而大陸醫學界很早就開展了真珠粉治療病毒性肝炎的研究，並取得了令人矚目的療效。

廣東省惠陽地區醫院，從一九七四年到一九七六年間，開始研究用真珠粉注射液治療病毒性肝炎，其間共治療各型肝炎患者一一五例，臨床治癒一〇二例，療效顯著者十二例，總有效率為百分之九十九點二。這一結果令他們十分振奮，進而展開了真珠粉對病毒性肝炎的大規模治療，截至一九八九年，共治療了三六八例病毒性肝炎，

兩組療效對比：

		療效							治癒平均住院天數
		治療例數	臨床治癒		顯效		無效		
			例	%	例	%	例	%	
急性黃疸型肝炎	真珠組	277	207	74.7	60	21.6	10	3.6	31.5
	對照組	110	94	85.4	16	14.5			29.6
急性無黃疸型肝炎	真珠組	55	46	83.6	8	14.5	1	1.8	38.6
	對照組	16	14	87.5	1	6.2	1	6.2	36.4
遷、慢性肝炎	真珠組	36	16	44.4	16	44.4	4	11.1	50.2
	對照組	11	7	63.6	2	18.1	2	18.1	70.2
合計	真珠組	368	269	73.0	84	22.8	15	4.0	
	對照組	137	115	83.9	19	13.8	3	2.1	

肝功能恢復情況：

		黃疸指數（u）				谷丙轉氨酶（u）			
		統計例數	治療前平均值（u）	治療後平均值（u）	復常平均天數	統計例數	治療前平均值（u）	治療後平均值（u）	復常平均天數
急性黃疸型肝炎	真珠組	277	53.0	8.6	16.5	277	550.7	120.3	31.5
	對照組	110	50.2	5.8	15.6	110	479.6	94.5	29.8
急性無黃疸型肝炎	真珠組					55	523.6	116.5	36.7
	對照組					16	483.2	110.5	34.5
遷、慢性肝炎	真珠組	16	23.5	8.1	18.0	36	427.5	147.5	50.2
	對照組	11	26.5	7.2	17.9	11	432.5	142.5	55.8

總有效率達到百分之九十五點八。可見，用真珠粉治療肝炎是有著卓越療效的。

在這三六八例患者中，急性黃疸型肝炎二二七例，急性無黃疸型肝炎五十五例，慢性遷延性肝炎三十六例。

另外，作為對照觀察，還有一三七例患者是用西藥肝可寧來進行治療。兩組治療結果如上頁表格所示。

真珠組以真珠注射液為主，輔助以維他命E、C、B來幫助消化。成年人每日注射二次，每次二～四cc，兒童用量酌減。

對照組採用一般認為療效較好而在臨床廣泛應用的肝可寧、肝太樂、肌酐、多種維他命及靜脈輸入高濃度的葡萄糖等綜合西藥治療。

由以上表格中的治療結果可以看出，真珠注射液對各型肝炎都有良好的治療作用，總有效率高達百分之九十五點九。

與西藥治療對照相比，兩組療效相似，但對照組的治療過程複雜，藥費也十分昂貴。而真珠粉治療的效果好，方法簡便、節約，尤其突出的優點是，真珠粉沒有副作用，治療後也不會出現病情反常的現象。

在用真珠粉治療後，一般過二～三天患者就會感到症狀有明顯的改善；在肝功能方面，一些頑固性的轉胺酶不降的病例，在接受真珠粉治療後，轉胺酶可迅速下降並恢復正常，其獲得的療效比西藥要快。

另據一些醫院報導，口服真珠粉亦可獲得與真珠注射液相同的療效，但最好是選用水解真珠粉，因為它比一般普通真珠粉的吸收要快。如果是消化功能極差的患者，最好還是用真珠注射液來進行治療。

真珠粉不僅可治療肝炎，而且可以防治肝硬化。在給肝硬化大鼠連續服用真珠粉三十天後，對大鼠的肝臟進行解剖觀察，發現原來硬化的肝臟出現了軟化的現象，肝臟上的結節也有消退。

真珠粉可治療燒傷、燙傷、癰腫瘡毒

✿①真珠粉可治燒湯傷而不留疤痕

在《本草綱目》中記載真珠有「解痘疔毒」的作用，現在，真珠粉已被廣泛地用於各類皮膚損傷的治療中，如癰腫、毒瘡、水火燙傷、帶狀疱疹以及刀傷等。

治療方法是先用生理食鹽水或雙氧水清洗創面，然後將真珠粉或是含有真珠粉的外用膏藥，均勻地塗在創面上，水火燙傷及刀傷可以直接將真珠粉灑在傷口上，塗成薄薄的一層即可。同時，口服真珠粉二～三克，每日三次。外用的真珠粉可一天換藥一次。

用以上方法治療，癰瘡會迅速破潰、消退；帶狀疱疹會在極短的時間內，滲出液體變乾結痂；外傷及水火燙傷的表面，則會快速平復。

真珠粉用來治療這些皮膚疾患的最為可貴之處在於，創面恢復時，皮膚可以保持原來的平整狀態，既不會產生色素沈澱，也不會留下任何疤痕。

✿ ②治療燒燙傷時，真珠粉需內服結合外用

雖然真珠粉治療燒燙傷及其他皮膚疾患的效果極佳，但必須注意其正確的使用方法。

首先，在燒傷、燙傷時，不可因為慌亂而將水泡戳破，更不能把上面的一層表皮撕掉，而是要保護好患處。先用生理食鹽水及消炎藥水清洗傷處，然後在上面輕輕塗灑一層薄薄的真珠粉，同時內服，最好是再加用一些抗菌藥，如青黴素之類，以防止感染。這樣的綜合治療過程，比單獨使用真珠粉的效果要好。

其次，在傷處的水泡潰破之後，應繼續保留傷處的皮膚，並在外面敷上真珠粉，因為水泡潰破後的皮膚，對下面的組織有保護作用。

對刀傷、癰瘡的治療，具體要求與以上相同，但需注意的是，若患處出現了膿液，應進行排膿處理，之後再清理創口，並敷以真珠粉。

但不管怎麼說，最重要的是要結合外敷與內服。因為真珠粉之所以能發揮療效，一方面是經過創傷面的直接吸收，提供創傷恢復所需要的營養物質；另一方面，口服

真珠粉後，其中所含的微量元素可以清除血液中的過氧化脂質，使創面在恢復過程中，不至於留下疤痕和色素沈澱，這就是為什麼強調要口服結合外用的緣由。

筆者曾治療一例燙傷病人，患者是一位高中女生，她在暑假時，因在家做菜，不小心將滾燙的油鍋掀翻，燙傷了左下肢小腿前面，而形成五處大小不同的創面。其父母為她用肥皂塗抹後，送到鄰近的一家診所，醫生給她塗上了燙傷膏。然而，三天後，創面不斷滲出淡黃色液體，患者體溫升高，出現感染跡象。當她被送到我處治療時，我發現其傷口紅腫，原來的水泡均已潰破，有兩處傷口外的表皮還被撕去。筆者當即以雙氧水為她清洗傷口，然後以真珠粉均勻地塗抹於傷口上，並令其當即服用真珠粉三克，及先鋒黴素Ⅳ。我叮囑她的父母不要再使用燙傷膏，只須每天口服真珠粉六克，分兩次服用，另外以真珠粉外敷即可。三天之後，患者燙傷的部位就開始收口結痂，十五天脫痂後，不僅未留下疤痕，而且皮膚上也沒有出現顏色變深的跡象。患者愉悅的心情溢於言表，她原先還擔心以後再也不能穿裙子，沒想到真珠粉治療燙傷有這麼好的療效，看來這擔心是多餘的。

家中如有歲數較小的孩子，更應注意孩子會有燒、燙傷的危險，要避免孩子接觸火源、水源以及電源，同時，家中應備有真珠粉，以便發生意外時，自己能先在家中進行初步的處理。

治療男子遺精、陽痿

✿①醫生在治療遺精、陽痿時，陷入兩難的境地

遺精和陽痿都屬於男子性功能障礙，未婚的成年男子或已婚而有一月以上時間未同房的男子，每月會出現一～二次遺精屬正常生理現象，這是由於精滿自溢所致，不為病態。但如果每月超過二次以上，或是動不動精液就會流出，或是一見到異性就有遺精，甚至日夜不止者，就屬於病態了。

陽痿是指陰莖不能勃起，或是勃起而不堅，不能進行正常的性生活，屬於比較嚴重的性功能障礙性疾病。

對遺精和陽痿的治療，西醫基本上沒有什麼好辦法，一般都是以心理治療為主，

配合一些針對原發病的療法。但由於性功能障礙的病因十分複雜，有些甚至查不出明確的原因，所以，長期以來，西醫對此一直是苦無良策。

中醫在治療性功能障礙方面，具有較大優勢，事實上，中國人的性功能障礙患者，有百分之九十以上都是採用中醫療法。近年來，隨著國際關係的拓展，許多外國患者也聽說了中醫對此病的療效好，而求治於國內醫師。

然而，中醫在治療此類疾病方面，也有諸多不足之處，一般而言，中醫對遺精的療效要好於陽痿的療效。中醫治療陽痿主要採用壯陽的方法，常用的中藥有仙茅、淫羊藿、鹿茸、蛤蚧等，使用這些藥物後，的確可以對陽痿產生不小的效驗，然而，持續不了多久，病人往往又會陷於陽痿的困擾中。

按照中醫理論來說，人體由陰、陽兩部分構成，陽痿雖主要由腎陽虛虧所致，但一味地補陽，往往會造成腎陰的耗傷，而腎陽是離不開腎陰的，即所謂「孤陽不長」，所以說，單純補陽並非長久之計，雖能取效於一時，但往往不能持久。

於是，中醫在治療陽痿時往往陷入兩難的境地，一方面需要補陽，一方面又不能補過了頭，否則會造成治療上的困境。

✿②真珠粉既可治療性功能障礙，又不必擔心它會過度壯陽

在治療性功能障礙方面，真珠粉在古代只用於遺精的治療，如《本草綱目》中明確指出，真珠粉可以「止遺精白濁」。真珠粉可以治療陽痿，是近代中醫根據其可以「止遺精」所受到的啟發，進而將真珠粉用於陽痿的治療。

最近一段時期，大陸對真珠粉治療陽痿的機理研究越來越多，結果發現，真珠粉對壯陽的療效很好，卻沒有傳統壯陽藥的副作用。

真珠粉對人體性功能的提高，主要與其中所含的鋅元素和鈣元素有關。研究顯示，鋅元素有提高精子數量、精子活力的作用；同時，鋅元素對性激素的分泌有促進效果，可治療陰莖不能勃起或勃起不堅；對男性生殖器發育遲緩也有療效。真珠粉中由於含有豐富的鋅元素，並易於被人體吸收，所以真珠粉壯陽的效果可能主要與鋅有關。真珠粉中的活性鈣，有協同鋅元素壯陽的作用。

另一方面，真珠粉在提高性能力的同時，卻沒有一般壯陽藥的弊端，它不會壯陽過度，耗腎陰，這一優點與真珠粉中的複雜成分有關。

真珠粉中除了鋅、鈣之外，還含有其他多種人體必需的胺基酸和微量元素，這些成分對人體內部環境有綜合性的協調作用，能均衡全身營養，使體質健壯，因而，在壯陽的同時，又能保證人體不會受到傷害。

按照中醫的理論，真珠屬於涼性藥，它有滋養人體陰液的作用，所謂「陽得陰助而生化無窮」，意思是說，補陽的同時，如果能夠滋陰，那麼陽氣就能長久存在。如前所述，現代發現了真珠粉的壯陽效果，而傳統上它又有滋陰的療效，所以，在真珠這一味藥中，就兼顧了滋陰補陽的兩種療效，這是非常難能可貴的，也是真珠粉治療陽痿可以得到持續療效的根本原因。

利用真珠粉治療陽痿，主要是採用口服，一般是每日服用二～三次，每次服一・五～二克，應長期持續。不用像服用其他壯陽藥那樣，因害怕壯陽過度而不敢長期服用。真珠粉不僅沒有副作用，而且在療效上也十分溫和。

真珠粉治療遺精，也是採用內服的方式，最好是在睡前服用，劑量為每次三克，一天一次。

●治療癌性潰瘍

✿①癌症是由於人體免疫力下降所致

如今，癌症已成為人類健康的第一號殺手，其死亡率高居各種疾病之冠，而且，患上這種恐怖性疾病的人越來越多。

癌症的可怕之處無需多說，人們業已到了談癌色變的地步。然而，為什麼有人會患上癌症，而有的人卻安然無事呢？

要回答這個問題是十分困難的，因為現代醫學至今也還沒有把癌症的發病原因和機理研究透徹。根據對癌症患者的普查發現，癌症的發生主要與以下幾方面因素有關：

(a)環境汙染，如大氣、水、土壤等，皆會受到工業廢氣、廢水的汙染，生活在這種汙染的環境中，是現代癌症患者越來越多的主要原因；

(b)食用了過多的致癌物質，如發霉的花生、檳榔等；

(c)抽煙、酗酒等不良生活習慣；

(d)日曬過度；

(e)病毒感染；

(f)遺傳因素；

以上各方面的致癌原因，是經過統計調查所獲得的結果，事實上，在具備上述各條件的人當中，也有沒有罹患癌症者，這是何道理呢？

其實，僅僅具備了以上條件，還不一定會導致癌症。現在認為癌症發生的最根本原因，是在於人體的抵抗力和免疫功能的下降。

科學研究證實，正常人體每天都會發生一些細胞突變，突變的結果就是產生了癌細胞，但在這些癌細胞尚未形成氣候之前，人體的免疫系統就已將它們消滅了，因此，雖然每天都有癌細胞產生，但人卻並不一定會患上癌症。

換言之，以上六種致癌原因，實際上只是能夠導致身體內部產生癌細胞的原因，至於這些癌細胞能不能形成癌症，尚須由人體免疫力的強弱來決定。

如果免疫力下降到不足以消滅癌細胞時，癌症也就應運而生了。

✿ ②現代社會生活中，人們只能寄望於自身的免疫功能來防止癌症發生

一些悲觀的學者認為，癌症是不可避免的，因為現代社會的汙染太嚴重了。這些學者確實是過於悲觀了，但卻也有一定的道理。現代社會由於物質文明程度的提高，使得工業汙染十分嚴重，汙濁的空氣、骯髒的水質、農藥的噴灑等等，都在不斷地誘導我們身體內的細胞，促使其突變，產生癌細胞。由於這些外在因素是全球性的、全社會性的，以個人的力量是無法改變這一客觀事實的，因此，悲觀主義者便認為癌症不可避免。

但是，我們不能僅僅從外部環境來考量癌症問題，雖然我們不能改變環境，但我們可以改變自己，透過加強自身的免疫力，以達到提高抗癌力的目的。在目前的情況下，也只能靠自己了。

希望並相信，隨著人類文明的高度進步，可以徹底消除汙染。屆時，或許癌症會有絕跡的一天。

談到提高免疫力，讓我們再次將目光轉向本書的主題——真珠粉。在第2章中，

本書就已介紹了真珠粉具有良好的、增強機體免疫力的功能。實際上，真珠粉對提高人體免疫力，也是一個綜合的過程。

它可以直接作用於免疫系統，使免疫功能提高；它還可以透過均衡機體的營養，提高機體免疫力。特別值得一提的是，真珠粉可以透過促進睡眠，治療神經衰弱、疲勞綜合症候群來促進提高機體免疫力。

為什麼要特別指出最後一條呢？

研究發現，睡眠不足、神經衰弱、疲勞綜合症候群，不僅會導致免疫力下降，而且也是發生癌症的一個內在因素，因此，真珠粉對這些疾病的治療，具有提高免疫力和防癌的雙重作用。

總之，雖然到目前為止，尚未有真珠粉能夠治療癌症的報告，但透過以上的分析可以發現，真珠粉的防癌作用，是毋庸置疑的。

✿③真珠粉對癌性潰瘍有效

雖然目前尚未發現真珠粉有直接治療癌症的作用，但其能預防癌症及治療癌性潰瘍卻是公認的事實。

重慶市腫瘤研究所的徐平國教授，曾用真珠粉治療癌性潰瘍，並獲得了令人滿意的療效。其中有一個十分典型的病例。

患者為三十五歲的蔡先生，入院前因左上腹飢餓性隱痛，而產生噯氣、返酸等症狀，已持續了三個月。入院檢查後發現，胃角正中有二個凹陷性淺潰瘍，大小分別為零點五公分乘方，一點五公分乘二公分，潰瘍面上積有白苔，邊緣平齊，病理檢查結果為胃角黏液細胞癌。

從檢查出結果的當天，即投予口服真珠粉一克，每日服用二次，至手術前為止，共服二十八天。手術前再次檢查發現，兩塊潰瘍面中的較小者，業已消失，另一潰瘍面面積縮小百分之五十以上。手術切除後，檢查切下的標本，證實其潰瘍表面確已癒合，說明真珠粉對此例癌性潰瘍有促進癒合和修復的作用。

真珠粉之所以能讓癌性潰瘍癒合，是因為服用真珠粉後，它可以促進膠原細胞的增長。膠原細胞增長後，可以填補受傷面的空隙、裂痕，進而把受傷面修補起來，促進細胞、肌肉、黏膜的再生。

這個病例顯示，在癌性潰瘍手術前採用口服真珠粉的方法，對促進潰瘍癒合，阻止病情發展，縮小手術損傷的範圍，具有非常積極的意義。

真珠粉對五官疾病的治療

✿ ①治療眼疾

前文中業已介紹過，真珠粉有明目退翳的效果，常用來治療白內障。除了白內障之外，真珠粉對許多其他眼科疾病，都有不錯的療效。臨床眼科醫生也把真珠及其製品，作為對付各種眼疾的有力工具。

真珠粉對各種原因引起的眼球白斑，均能有良好的治療作用，如眼球玻璃體混濁、外傷性角膜損傷引起的白斑等。如前所述，真珠粉對眼疾的治療，在於調節眼內微量元素的含量，主要是鈣、鋅、硒、鉻的含量，使它們處於正常範圍內，則眼睛即可恢復正常。

用真珠粉治療眼疾，可以口服，亦可以直接點在眼上，兩種方法配合使用效果會更好。現在，通常會將真珠粉摻到眼膏中或溶解於生理食鹽水中以製成真珠眼膏和真珠眼藥水，用於點眼。口服真珠粉結合外用真珠眼膏，對於外傷性角膜損傷有特效，經這種方法的治療，一些被槍火灼傷、彈片擦傷眼睛的士兵，都能得以痊癒。

最近，還出現了用真珠水解液製成的滴眼液、明目液。這種眼藥水中，含有大量的微量元素和胺基酸，而且這些成分都處於游離狀態，極容易就能被眼部豐富的毛細血管吸收，可以直接提供眼球營養並具有治療作用，提高視力。這種給藥方式，是治療眼疾的較好劑型。

筆者本人也是真珠滴眼液的體驗者，因長時間看書、寫字，眼睛常感到酸澀、脹痛，這時，用真珠滴眼液點於眼中，立即就有一種清涼、舒適的感覺。幾分鐘後，睜開眼睛時，原先的酸澀、脹痛亦隨之消失，讓人頓覺眼前明亮了許多。

一些用眼較多的工作人員，如電腦操作員、打字員等，常因工作原因而使眼睛易感疲勞、脹痛，眼前常會出現金星飛舞，這時應趕緊停止工作，滴上一滴真珠明目液，以保護視力。另外，凡是用眼時間較久的白、藍領階級，平常就應每天口服真珠粉，以保證視力不會受到傷害。

對於眼內出血，一般可以用真珠注射液進行注射治療，具有止血明目的作用。四川夾江解放軍四十二醫院報導，用真珠注射液治療眼內出血患者六十二例，均能獲得滿意療效。

✿ ②對口腔疾病的治療

真珠粉對於口腔疾病亦有良效，常見的口腔黏膜潰瘍、牙齦出血等，均可用真珠粉來進行治療。

口腔黏膜潰瘍是現代常見的疾病，與人們的飲食習慣、飲食結構有關。它的特點是不容易根治，經常反覆發作。發作時，潰瘍部位極易因咀嚼或說話而引起灼痛。嚴重者可導致煩躁不安或進食困難，是非常折磨人的一種疾病。

患有癌症的病人，在進行化學療法時，常發生口腔膜潰瘍。剛開始是口乾、舌燥、黏膜紅腫，然後是整個口腔乃至食道處，均形成糜爛、疼痛、不易進食。此種情形若持續得不到改善，患者就會越來越消瘦、抵抗力下降，導致病人產生惡液質。因此，對進行化療的癌症患者的口腔潰瘍，應該積極加以治療，以便增強患者體質，抗禦癌症。

真珠粉治療口腔潰瘍的方法是，直接用真珠粉塗抹於潰瘍表面，或是採用真珠粉膜劑。

膜劑是一種利用膜形材料為載體，將藥物溶解或均勻地分散在膜上的一種劑型。

河北醫科大學的鄭劍祺教授，研究了真珠粉膜劑治療口腔潰瘍的療效，結果十分令人滿意，有效率在百分之九十以上。

一般來說，癌症患者的口腔潰瘍，宜採用膜劑治療；而普通性口腔潰瘍患者，可以用真珠粉溶液漱口或直接用真珠粉塗抹。

真珠粉除可用於治療口腔潰瘍外，還可以治療牙齦出血。

牙齦出血在中醫看來，是屬於火熱性疾病，而真珠粉有涼血止血的功能，因此，中國自古就有以真珠粉治療此病的習慣，例如，在一本名為《丹台玉案》的書中，就記載了用真珠粉搭配黃連來治療牙齦出血的方法。

筆者在臨床工作中，曾遇到過一些患者，他們經常會發生不明原因的牙齦出血，而且久治不癒。這種情形，一般在連續服用真珠粉約半個月後，就可以完全治好。服用的方法是，每天大約服用真珠粉三克，分三次服用即可。

專欄　戴真珠項鍊，防病治病

在臨床上，戴真珠項鍊對治療慢性咽喉炎和甲亢（甲狀腺功能亢進症）最有效。

長期戴真珠項鍊，可減輕咽喉炎患者的咳嗽，甚至完全停止。經常佩戴的人，則不易患咽喉炎。

甲狀線亢進患者戴真珠項鍊，可以抑制腫塊長大，並使其逐漸消失。

長期佩戴真珠項鍊，可以緩解腦震盪後遺症所造成的脾氣暴躁，或天生的怪脾氣，並改善其點火即著、喜怒無常的症狀，使其在週圍人的影響下，脾氣完全變好。

佩戴真珠項鍊，具有鎮靜安神的作用。可以使心臟病患者的高血壓降至正常值，心跳恢復正常，眩暈亦可得到治療。在談判桌前，可得到意想不到的安定情緒作用。

第 8 章

常見真珠製品的種類及用法

本書在前文中，詳盡地介紹了真珠粉的廣泛療效，以及在治療疾病和用於保健身體時的具體運用方法。在以上各種疾病的治療中，所使用的真珠製品主要是以真珠粉為主。實際上，近年來大陸除了仍以真珠粉為主要應用形式之外，還發明了一些其他真珠製品，根據其療效的不同，一般可分為以下三類。

作為藥品用的真珠製品

主要有以下幾種：

✿ ①真珠粉沖劑

是將真珠粉與增溶劑混合，製成可溶性的顆粒狀沖劑，這樣服用起來要比口服真珠粉方便一些，其療效則與真珠粉一樣。

✿②真珠粉膠囊

本品是將真珠粉裝入膠囊中，使其在服食入胃中時，才集中釋放出真珠粉，由此可避免真珠粉在食道中分散。

✿③真珠粉注射液

是把真珠粉的有效成分分解出來，並製成可用於注射的真珠粉溶液。這種劑型一般主要用於急救，如治療出血、發熱、抽筋，見效甚快。

除以上三種外，作為藥品用的真珠粉製品還有真珠粉膜劑、真珠粉水解液等。

作為保健品的真珠製品

✿①真珠口服液

是以真珠貝肉或水解真珠液為主要成分，並配以一些具有補益作用的中藥，如黃蓍、蜂膠等，製成用於口服的液體。

因其中含大量的微量元素和胺基酸，因此，對人體有較強的補益作用，而且服法簡單。通常適用於兒童厭食症、消瘦、學生考試前的失眠、心神不寧等症狀。

✿②真珠洋參丸

是由真珠與西洋參（即花旗參）共同組成。西洋參氣味平和，補而不燥，有滋陰降火的作用；再加上真珠粉的諸多療效，適用於老年人體質較弱者。能促進老年人的免疫功能，防衰抗老。

✿③真珠補體膏

一般是由真珠貝肉與阿膠共同組成，含有多種人體必需的胺基酸和其他營養物質，適用於一切體弱虛衰的患者。因為對於乾瘦型的女性有良好的豐腴作用，所以被命名為真珠補體膏。

✿④真珠健陽片

是由真珠與鹿茸兩種成分構成，因兩者皆有壯陽作用，且鹿茸為熱性藥，真珠為涼性藥，因此，在壯陽的同時，又不致於壯陽太過，而且其壯陽效果要好於單獨使用真珠或鹿茸的壯陽療效。適用於陽痿、早洩、不育症及女子性冷感。

✿⑤真珠龜苓膏

主要由真珠粉、龜板、茯苓三味藥所組成，含有極其豐富的營養物質，對一切體質虛弱、癌症化療後虛弱、產後體虛的患者，都有顯著的補益效果。

作為化妝品的真珠製品

目前市場上用真珠為主要原料的化妝品非常多，常見的有：真珠美容霜、真珠增白營養霜、銀耳真珠霜、真珠增白洗面乳、真珠痱子粉、真珠首烏洗髮水、真珠花露水、真珠護髮素等等。

不論是哪一種真珠化妝用品，只要真正含有真珠成分，就會有一定的療效。但這些化妝品多是外用品，如能結合以口服真珠製品，則美容效果將會大大增強。

以上三大類的真珠製品，是現今最常用的真珠製品之主流。總括來說，不管是何種真珠製品，其療效的獲得都是基於真珠中所含的有效成分。最實在、最根本的真珠療法，還是口服真珠粉，之所以這麼斷言，倒不是否認真珠製品的發展，而是現今醫學研究的結果，主要還是奠基在口服真珠粉之上。

附錄　古代真珠治療選方

真珠是一種中藥，即便單獨使用也可以獲得療效，現代社會多用單味真珠粉來防病治病。然而在古代，真珠則主要是作為一味藥來與其他中藥相配治病。以下將古代文獻中記載的真珠處方，選錄一些，讀者朋友可以根據具體病情，在家庭中使用。

一、治大人驚悸怔忡，癲狂恍惚，神志不寧，及小兒氣血未定，遇觸即驚，或急慢驚風，癇痓搐搦：

真珠一錢（研極細末）、茯苓、鉤藤、半夏曲各一兩，甘草、人參各六錢（同炒黃、研極細末）。總和勻，煉蜜丸龍眼核大。每服一丸，生薑湯化下。

——選自《本草記言》

二、治小兒驚啼及夜啼不止：

真珠末、伏龍肝、丹砂各一分，麝香一錢。同研如粉，煉蜜和丸如綠豆大。候啼即溫水下一丸；量大小，以意加減。

三、治小兒中風，手足拘急：

真珠末（水飛）一兩，石膏末一錢。每服一錢，水七分，煎四分，溫服，日三。

——真珠丸，選自《聖濟總錄》

四、治風痰火毒、喉痺，及小兒痰搐驚風：

真珠三分，牛黃一分。上研極細，或吹或摻；小兒痰痙，以燈心調服二、三分。

——選自《聖惠方》

五、治口內諸瘡：

真珠三錢，硼砂、青黛各一錢，冰片五分，黃連、人中白各二錢（煅過），上研細末，凡口內諸瘡皆可摻之。

——珠黃散，選自《醫級》

六、治眼久積頑翳，蓋覆瞳人：

——珍寶散，選自《丹台玉案》

真珠一兩，地榆三兩（銼）。以水二大盞，同煮至水盡，取出真珠，以醋浸五日後，用熱水淘令無醋氣，即研令極細。每以銅箸，取少許點翳上，以瘥為度。

——選自《聖惠方》

七、治風熱眼中生赤脈，沖貫黑睛，及有花翳：

真珠一分，龍腦半分，琥珀一分，硃砂半分，硼砂二豆大。同細研如粉，每日二、五度，以銅箸取少許，點在眦上。

——真珠散，選自《聖惠方》

八、治一切諸毒疽瘡，穿筋潰絡，爛肌損骨，破關通節，潰久不收之症：

真珠一錢（研極細末），胞衣一具（烘燥，研極細末）；白蠟一兩，豬脂油一兩，火上共化，和入胞衣末、真珠末，調勻。先以豬蹄湯淋洗毒瘡淨，將蠟油藥輕輕敷上，再以鉛粉麻油膏藥貼之。

——油蠟膏，選自《本草記言》

九、治下疽皮損肉爛，痛極難忍，及諸瘡新肉已滿，不能生皮，又湯潑火燒皮損肉爛，疼痛不止者：

青缸花五分，真珠一錢（研極細），真輕粉一兩。上三味共研千轉，細如飛麵。凡下疳初起皮損，搽之；腐爛疼痛者，甘草湯洗淨，豬脊髓調搽；如諸瘡不生皮者，用此乾摻。又婦人陰蝕瘡，亦可搽。湯潑火燒痛甚者，用玉紅膏調搽之。

——真珠散，選自《外科正宗》

十、治發斑：

珠子七個研碎，用新水調勻服之。

——發斑藥，選自《儒門事親》

十一、治肝虛目暗，青盲不見：

茫茫不見，真珠末一兩，白蜜二合，鯉魚膽二枚，和合，銅器煎至一半，新綿濾過瓶盛，頻點取瘥。

——選自《聖惠方》

十二、安魂定魄：

真珠末，豆大一粒，蜜一蜆殼和服，日三，尤宜小兒。

——選自《肘後備急方》

十三、治卒忤不言：

真珠末，用雞冠血和丸小豆大，以三四輕納口中。

——選自《肘後備急方》

十四、治婦人難產，胞衣不下：

真珠一兩，酒服立出。

——選自《千金方》

Note

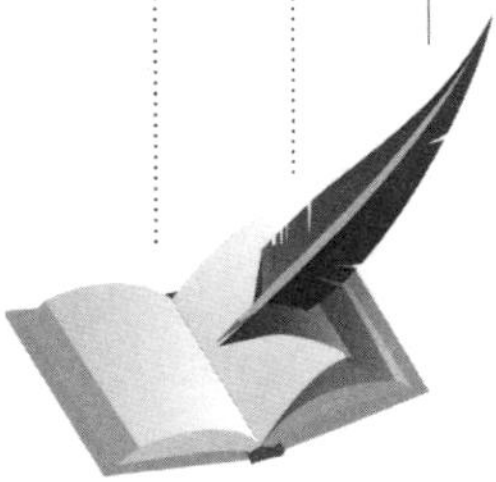

國家圖書館出版品預行編目資料

慈禧御用　回春・養生・治百病的真珠粉——中醫世家真傳秘方 / 劉敬閣, 杭群作 . -- 初版. -- 新北市：世茂, 2011.09
面；　公分. --（生活健康　；B357）

ISBN 978-986-6097-18-8（平裝）

1. 真珠　2. 食療

414.3　　100011391

生活健康 B357

慈禧御用　回春・養生・治百病的真珠粉——中醫世家真傳秘方

作　　者／劉敬閣、杭群
主　　編／簡玉芬
責任編輯／楊玉鳳
封面設計／比比司工作室
出 版 者／世茂出版有限公司
負 責 人／簡泰雄
地　　址／（231）新北市新店區民生路 19 號 5 樓
電　　話／（02）2218-3277
傳　　真／（02）2218-3239（訂書專線）
（02）2218-7539
劃撥帳號／ 19911841
戶　　名／世茂出版有限公司　單次郵購總金額未滿 500 元（含），請加 50 元掛號費
酷 書 網／ www.coolbooks.com.tw
排版製版／辰皓國際出版製作有限公司
印　　刷／世和印製企業有限公司
初版一刷／ 2011 年 9 月
三刷／ 2017 年 4 月

ISBN／ 978-986-6097-18-8
定　　價／ 260 元

黏貼處

電話：(02) 22183277
傳真：(02) 22187539

世茂好書．豐富心靈
世潮精典．智慧同行

廣告回函
北區郵政管理局登記證
北台字第 9 7 0 2 號
免貼郵票

231新北市新店區民生路19號5樓

世茂
世潮 出版有限公司 收
智富

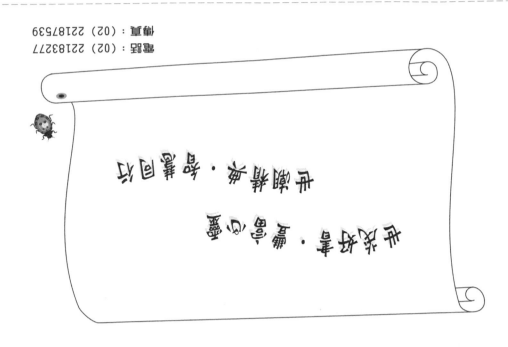

黏貼處

請沿虛線剪下裝訂寄回，謝謝！

讀者回函卡

感謝您購買本書，為了提供您更好的服務，歡迎填妥以下資料並寄回，我們將定期寄給您最新書訊、優惠通知及活動消息。當然您也可以E-mail：Service@coolbooks.com.tw，提供我們寶貴的建議。

您的資料（請以正楷填寫清楚）

購買書名：________________

姓名：__________ 生日：______ 年 ____ 月 ____ 日

性別：□男 □女 E-mail：__________

住址：□□□______縣市______鄉鎮市區______路街
______段______巷______弄______號______樓

聯絡電話：__________

職業：□傳播 □資訊 □商 □工 □軍公教 □學生 □其他：______

學歷：□碩士以上 □大學 □專科 □高中 □國中以下

購買地點：□書店 □網路書店 □便利商店 □量販店 □其他：______

購買此書原因：___ ___ ___ ___ ___ ___（請按優先順序填寫）
1封面設計 2價格 3內容 4親友介紹 5廣告宣傳 6其他：______

本書評價：
____ 封面設計 1非常滿意 2滿意 3普通 4應改進
____ 內　　容 1非常滿意 2滿意 3普通 4應改進
____ 編　　輯 1非常滿意 2滿意 3普通 4應改進
____ 校　　對 1非常滿意 2滿意 3普通 4應改進
____ 定　　價 1非常滿意 2滿意 3普通 4應改進

給我們的建議：
- - - - - - - - - - - - - - - - - - - -
- - - - - - - - - - - - - - - - - - - -
- - - - - - - - - - - - - - - - - - - -